COISAS QUE APRENDEMOS COM O TEMPO

COISAS QUE APRENDEMOS COM O TEMPO

Idade, trabalho e saúde

MARIA TEREZA GOMES

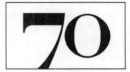

COISAS QUE APRENDEMOS COM O TEMPO
IDADE, TRABALHO E SAÚDE
© Almedina, 2023
AUTORA: Maria Tereza Gomes

DIRETOR DA ALMEDINA BRASIL: Rodrigo Mentz
EDITOR: Marco Pace
EDITOR DE DESENVOLVIMENTO: Rafael Lima
ASSISTENTES EDITORIAIS: Larissa Nogueira e Letícia Gabriella Batista
ESTAGIÁRIA DE PRODUÇÃO: Laura Roberti

REVISÃO: Juliana Leuenroth, Rosana Tanus e Tamiris Maróstica
DIAGRAMAÇÃO: Almedina
DESIGN DE CAPA: Casa de Ideias

ISBN: 9786554271677
Agosto, 2023

Dados Internacionais de Catalogação na Publicação (CIP)
(Câmara Brasileira do Livro, SP, Brasil)

Gomes, Maria Tereza
Coisas que aprendemos com o tempo : idade,
trabalho e saúde / Maria Tereza Gomes. –
São Paulo, SP : Edições 70, 2023.
ISBN 978-65-5427-167-7
1. Envelhecimento – Aspectos da saúde
2. Longevidade 3. Maturidade (Psicologia)
4. Qualidade de vida 5. Velhice – Aspectos sociais
I. Título.

23-160578   CDD-362.6

Índices para catálogo sistemático:

1. Envelhecimento : Gerontologia social : Bem-estar
social 362.6
Tábata Alves da Silva – Bibliotecária – CRB-8/9253

Este livro segue as regras do novo Acordo Ortográfico da Língua Portuguesa (1990).

Todos os direitos reservados. Nenhuma parte deste livro, protegido por copyright, pode ser reproduzida, armazenada ou transmitida de alguma forma ou por algum meio, seja eletrônico ou mecânico, inclusive fotocópia, gravação ou qualquer sistema de armazenagem de informações, sem a permissão expressa e por escrito da editora.

EDITORA: Almedina Brasil
Rua José Maria Lisboa, 860, Conj.131 e 132, Jardim Paulista | 01423-001 São Paulo | Brasil
www.almedina.com.br

Para o Gê, o último sorriso que quero ver antes de meus olhos fecharem definitivamente.

Agradecimentos

Há algumas décadas, vinha alimentando a ideia de que eu e minhas três irmãs — Lucia, Mel e Sandra —, por termos profissões diferentes (jornalista, médica, veterinária e advogada), vivermos em cidades diferentes (São Paulo, Toledo, Naviraí e Curitiba) e, obviamente, termos experiências de vida diversas — mas termos saído da mesma estrutura familiar —, teríamos assunto para estrelar um programa de rádio. Sei lá, falar da vida, comentar as notícias do dia, trazer a perspectiva regional para dilemas nacionais. Com o advento do *podcast*, esse sonho se tornou possível — e foi o que propus a elas no fim de 2019. Lançamos o podcast *Mulheres de 50* (nome dado porque temos entre 50 e 60 anos) um pouco antes da pandemia — e foi ele que abriu as portas para eu escrever a coluna semanal *50+ Vida & Trabalho* para *Época Negócios*, cujos artigos selecionados estão neste livro. Portanto, nada disso teria sido possível sem que elas tivessem embarcado no meu sonho. A vocês, meninas, meu amor eterno.

Escrever uma coluna semanal foi uma virada de chave na minha carreira como jornalista. Eu estava há muitos anos sem o compromisso de publicar com regularidade e, além disso, decidi dar um toque pessoal aos textos, explorar minha própria experiência de envelhecimento. Sempre fui repórter, aquele profissional que reporta o que os outros fazem e falam. A coluna significou me expor e, eventualmente, expor também pessoas da minha família, amigos e entrevistados. A todos os que me permitiram usá-los como personagens dos meus textos, meu muito obrigada.

À jornalista Sandra Boccia, que me desafiou com o convite para escrever a coluna e ainda por cima burilou as palavras generosas do prefácio, reconheço uma dívida impagável. Gratidão também às profissionais da *Época Negócios* que toda semana recebem, editam e publicam minhas poucas linhas: Elisa Alves Campos, Marisa Adan Gil, Juliana Causin Pacheco Conceição e Maria Carolina Garcia Lopes Abe. Ao Marco Pace, editor da Almedina, agradeço por ter enxergado potencial nesta coletânea.

Ao Geraldo, companheiro de vida e de profissão, quero agradecer por acreditar em mim, pelas aulas de pilates juntos, por compartilhar suas garrafas de vinho nas nossas refeições, por sonhar as mesmas viagens e por querer envelhecer comigo. Como declarou o escritor russo Leon Trótski, "a velhice é a mais inesperada de todas as coisas que acontecem a um homem". Que seja inesperada, não me importa, mas que seja contigo.

Prefácio

U m bom jornalista será sempre um bom escritor. Mesmo que abrace outras profissões ao longo da vida, como no caso de Maria Tereza, hoje empreendedora. Certa vez um colega do *Wall Street Journal* me disse que tudo o que um repórter precisa é de um osso saboroso, que o faça salivar. Lembrei desse conselho quando a convidei para escrever para *Época Negócios*. Profissional que inspirou gerações de jornalistas de negócios, como a minha, era ela a pessoa certa para abordar um tema (ainda!) tabu para a maioria das empresas: a carreira e a vida depois dos 50. Em que pese a perspectiva de uma vida mais longa e, quiçá, mais saudável para a população brasileira, no eterno país do futuro e fartura de jovens talentos, ter décadas de experiência parece ser um fardo — financeiro, do ponto de vista das empresas; emocional, sob as lentes dos profissionais. E, sob qualquer ângulo, uma perda certa para a sociedade.

No Brasil, todos os dias vemos gente excelente sendo expurgada do mercado. É verdade que a tecnologia, ou melhor, as sucessivas tecnologias do mundo pós-internet, pós-redes sociais, pós-metaverso, pós-inteligência artificial e pós-tudo, tem o seu quinhão na piora da percepção dos profissionais maduros. Já faz uma década, elimina-se ou não alguém do processo seletivo com a pergunta: "Você é ou não digital?". Mas como disse meu sobrinho que estuda física quântica em Singapura, do alto de seus 27 anos, qualquer um depois dos 15 não pode ser considerado exatamente digital. Ele explica: com a velocidade em que tudo muda, é humanamente impossível estar *updated*. Sempre vai estar acontecendo algo novo e disruptivo no mundo virtual. Para profissionais que cultivam a excelência, contudo, não existe essa de se render ao TikTok do tempo. Como disse *vovó* Neusa, mencionada por Tereza em um de seus primeiros textos, tudo é possível, desde que exista propósito, desde que exista projeto.

As saborosas entrevistas e reflexões trazidas pela autora com sabedoria e leveza em suas colunas, que agora se tornam livro, demonstram que, quando o conteúdo encontra continência — de lugar e de talento —, a perspectiva passa a ser atemporal — assim como todas as boas histórias bem contadas. Se o jornalista é o narrador do presente, temos aqui uma bela coleção de leitura contemporânea e necessária, à prova do tempo.

SANDRA BOCCIA
Diretora editorial do Núcleo de Jornalismo de Negócios da Editora Globo

Sumário

INTRODUÇÃO. 15

Reflexões sobre a longevidade 17

SOBRE A IDADE 19

Aos 55 atingi a expectativa de vida esperada quando nasci 21

Quem quer a vida eterna? 23

Os limites do corpo e da mente. 25

Coisas que só descobri com a idade 27

Onde se situa a meia-idade?. 29

Precisamos de um novo mapa para a vida. 31

A cidade que escolhi para receber minhas cinzas 33

O difícil caminho do autoconhecimento 37

As angústias do envelhecimento. 39

Não, ainda não nasceu a criança que viverá 150 anos 41

Um manual para nos ajudar a viver mais 43

O amor depois dos 80 45

Uma visão da longevidade em 2050 47

Inadequada ficava a tua vó 49

Desfrutar agora ou guardar para amanhã? 51

A morte bate à porta 53

Será que meu dinheiro vai acabar antes de mim? | Parte 1 55

Será que meu dinheiro vai acabar antes de mim? | Parte 2 57

Nem idosa, nem velha, e nem vovó. 59

Quais as fronteiras da velhice? 61

Três mulheres e um destino. 63

Não temos segurança para envelhecer 65

SOBRE O TRABALHO 67

Em vez de emprego, projeto 69

Há limite de idade para ser CEO? 71

Entre a automação e a demissão 73

Quem é o seu mentor? 75

Adeus ao mentor que se foi 77

Amigos para a vida 79

Jovem, prepare-se para trabalhar por 60 anos. 81

Nem todos os 60+ gostam de bege 83

Estamos de olho na sua marca. 85

Por uma publicidade mais inclusiva. 87

SOBRE A SAÚDE 89

Nem tudo que parece Alzheimer é Alzheimer | Diagnóstico. 91

Nem tudo que parece Alzheimer é Alzheimer | Tratamento 93

Nem tudo que parece Alzheimer é Alzheimer | Prevenção 95

A vida com Alzheimer — em Barcelona. 97

Recebeu o diagnóstico de demência. E agora? 101

Meu Pai, com Anthony Hopkins, vai me assustar para sempre. ... 103

Quer envelhecer bem? Abra um livro. 105

Aperto de mão prevê a longevidade. 107

Viva o hidratante do dia a dia 109

Quem vai cuidar de nós? 111

Brasil tem primeira geração de idosos com dentes | Parte 1 113

Brasil tem primeira geração de idosos com dentes | Parte 2 115

É mito que dormimos menos com a idade. 117

Quando procurar o geriatra? 119

Breve ensaio sobre a cegueira 121

Precisamos falar da menopausa 123

Querido, eu estou encolhendo! 125

INTRODUÇÃO

Reflexões sobre a longevidade

A escrever a coluna *50+ Vida & Trabalho* na revista *Época Negócios*, a convite de Sandra Boccia, em outubro de 2020. Sinceramente, numa escala de zero a 10, tinha 1 de intimidade com o tema. Eu achava que sabia alguma coisa — achava. Afinal, já mediava o podcast *Mulheres de 50*, que ainda me coloca em contato com questões femininas da meia-idade, e me via cada vez mais próxima de ser enquadrada legalmente como idosa. Portanto, desde que assumi o compromisso de parir alguns parágrafos semanais, me tornei uma aprendiz sobre os temas da longevidade e do envelhecimento.

Entrevistei especialistas, vasculhei pesquisas, participei de eventos. E, mais importante que tudo: me observei no ato de envelhecer. Escrevi sobre o quanto me irrita a perda de visão trazida pela idade, sobre o medo do Alzheimer e sobre o temor de morrer jovem como meus pais — ele com 58 e ela com 65. Vasculhei o mundo em busca de informações sobre como podemos viver 100 anos com saúde e autonomia. Neste mundo cada vez mais grisalho, descobri que o Brasil não é o país mais velho, mas é o que envelhece mais rapidamente. Mesmo assim, mantém-se à margem de mobilizações como a da Organização Mundial da Saúde (OMS), que estabeleceu esta como a década do idoso (2020-2030), e ignora os esforços que deram à Irlanda, em 2019, o título de primeiro país "amigo dos idosos" (*age friendly*) neste planeta Terra.

No mundo além das nossas fronteiras, aquele que já descobriu que a longevidade deve estar na pauta de países e pessoas, empresas e gestores, jovens e velhos, conheci a iniciativa do Center on Longevity de Stanford, que está fazendo estudos para propor um novo mapa da vida, já que o tradicional desenho em três estágios — educação, trabalho/família e aposentadoria — não funciona mais. Nesse novo mapa, educação, por exemplo, vai de zero a 100 anos com o mesmo valor. O que conta agora é *long life learning*, aprender a vida toda. Manter o cérebro ativo, garantem os especialistas, é um dos segredos da longevidade.

Para este livro, selecionei colunas publicadas entre o fim de 2020 e o comecinho de 2023. As organizei em três partes: idade, trabalho e saúde. As eventuais citações de datas, lugares, pessoas e cargos se referem à data de publicação de cada texto. Foi com dor no coração que deixei muitas outras colunas de fora desta antologia, mas espero que, com as escolhidas, eu tenha conseguido compartilhar com você o meu principal aprendizado nessa jornada de reflexões sobre a longevidade: uma parte importante do processo de envelhecer depende de como cuidamos do nosso corpo, da nossa mente e da nossa alma. Eu estou cuidando. E você?

SOBRE A IDADE

Aos 55 atingi a expectativa
de vida esperada quando nasci

Quando meus pais nasceram, durante a Segunda Grande Guerra, ela em Santa Catarina e ele em Alagoas, meus avós podiam esperar que seus filhos vivessem 45 anos. Ambos viveram além do esperado: ele morreu com 58, ela com 65. Foram vítimas do coração e de câncer, respectivamente, as duas principais causas de morte no mundo, tanto para homens quanto para mulheres. Quando eu nasci, em meados dos anos 1960, em um sítio no interior do Paraná, o casal Manoel e Olinda podia sonhar que sua filha chegaria aos 55 anos — era a expectativa de vida para mulheres, então.

Bem, estou com 55 e, me desculpem as estatísticas, sonho com mais 30, 40 ou 50 anos saudáveis à frente. O brutal avanço da medicina, a urbanização e o acesso à educação me dão razões para acreditar nisso. A expectativa de vida dos brasileiros se aproxima dos 80 anos e já deve ter nascido, em algum lugar do mundo, o bebê que viverá 150 anos. A questão é que, mais do que acrescentar anos à minha vida lá no fim, eu quero acrescentar anos à minha vida agora, no meio dela.

Eu quero vida agora para trabalhar, estudar, escrever novos livros, produzir documentários, morar em Ravello, rever Paris, Nova York e Roma "N" vezes, estudar italiano e francês, namorar meu marido e com ele percorrer o mundo em busca do pôr do sol mais lindo que existe. Conto com a medicina para me livrar do câncer, do infarto e do Alzheimer. Com *check-ups* anuais, exercícios físicos razoavelmente regulares e uma boa alimentação, tento fazer a minha parte na prevenção às ameaças.

Volto aos meus pais e lamento que puderam sonhar tão pouco, esperar tão pouco quando completaram 50. Diferentemente do que aconteceu com eles, a minha geração enxerga os 50 como o meio do caminho, jamais o fim. Como disse ao podcast *Mulheres de*

50 a jornalista Marcia Neder, 67, autora do livro *A Revolução das 7 Mulheres* (Editora Senac, 2014), "não aceitamos a velhice que escolheram para nós". Estamos escolhendo nosso próprio jeito de viver a segunda metade da vida. Muitos homens e mulheres já percorreram esse mesmo caminho que eu e minha geração estamos entrando agora — a diferença é que aqueles eram a exceção. Nós, ao contrário, seremos a regra. Afinal, neste ano de 2020, pela primeira vez, teremos no mundo mais pessoas de 65 anos que crianças menores de 5. É a revolução da longevidade acontecendo, aqui e agora.

Quem quer a vida eterna?

No filme britânico *Fome de Viver*, de 1983, Catherine Deneuve é uma bela, mas perigosa vampira com séculos de idade. Ela nunca envelhece, mas seus amantes, sim. É o caso do personagem de David Bowie, que passa boa parte do filme sofrendo com a decadência acelerada, enquanto Deneuve está cada vez mais linda. Em determinado momento, ele procura uma especialista em desordens do envelhecimento, papel de Susan Sarandon. Eu me lembrei de *Fome de Viver* quando decidi escrever sobre as pesquisas em andamento para a cura do envelhecimento.

Há duas linhas de investigação em andamento em laboratórios instalados pelo mundo, mas principalmente no Vale do Silício. A primeira é a dos "imortalistas", que consideram o envelhecimento um processo físico — passível de ser reparado — não biológico. Os imortalistas se dividem em dois grupos: uns acreditam que podemos reequipar/reparar/corrigir nossos corpos; outros creem que acabaremos nos fundindo a objetos mecânicos, ao estilo *Robocop*. O bilionário Larry Ellison, 76 anos, cofundador da Oracle, apoia os imortalistas, para os quais já teria doado pelo menos 370 milhões de dólares. "A morte nunca fez sentido para mim", contou a um biógrafo. Para Ellison, assim como a vampira interpretada por Deneuve, podemos (ou deveríamos) viver séculos.

O segundo grupo reúne os cientistas que defendem a longevidade com saúde. O objetivo deles é proporcionar uma vida mais saudável seguida de uma morte rápida e indolor. Para isso, seria preciso ao mesmo tempo desacelerar o processo de envelhecimento e vencer os males cuja incidência cresce com a idade: câncer, doença cardíaca, derrame, diabetes e demência. Estudos mostram que a cura do câncer acrescentaria 3,3 anos à vida média das pessoas e que a cura para as doenças cardíacas renderia outros quatro. A meta desse grupo

COISAS QUE APRENDEMOS COM O TEMPO

não é viver para sempre, mas encontrar a cura, por exemplo, para a perda de visão. O glaucoma, aliás, é uma das linhas de pesquisa da Unity Biotechnology, *startup* do Vale do Silício que tem Jeff Bezos, 56, CEO da Amazon, como um dos investidores.

No filme, David Bowie não tem sorte na busca pela cura do envelhecimento. Susan Sarandon, a cientista que deveria curá-lo, em vez disso, se apaixona por Deneuve e segue com ela em busca de novas aventuras. O fim de Bowie é o de todos nós, pelo menos por enquanto. Alguns cientistas acham que, se nosso corpo é um sistema, ele possui um código e, como tal, pode ser decodificado. Se isso realmente for possível, eu não peço muito: que minhas artérias permaneçam desentupidas, que meu cérebro continue lúcido, que minha visão pare de ir embora e que minha audição estabilize onde está. Estou longe de querer a vida eterna de Deneuve, mas também não quero a morte rápida de Bowie. Simplesmente, quero seguir em frente por mais algumas décadas sem pifar.

Os limites do corpo e da mente

Eu estive no fundo do mar uma única vez. Lembro dos cardumes de peixes coloridos, da areia e das algas. A beleza deslumbrante do mar de Paraty, no entanto, não foi suficiente para vencer meu pânico de água. Passei no batismo para mergulho, mas a carteirinha da Padi (que certifica as horas de treinamento de mergulho) se perdeu em alguma gaveta — para tristeza do meu marido, que ama mergulhar e sonhava com uma parceira de aventuras submarinas. A experiência me veio à mente ao ler o livro *Entre Mergulhos,* escrito pelo carioca Alexandre Silva, presidente do conselho de administração da Embraer e membro do conselho de nomeação da Vale. Em cerca de 200 páginas, Alexandre escreve sobre sua paixão pela pesca, em especial a submarina, em apneia, que vem praticando há 45 anos.

Alexandre está com 75 anos e escreveu um livro de memórias sobre o que ele chama de sua terceira vida: a de pescador, na qual é definido pelos companheiros ora como "comandante", ora como "matador". As outras duas vidas são a pessoal (é casado com Martha Maria Garcia Silva, mãe de suas três filhas) e a profissional (como executivo, chegou ao posto de presidente da GE no Brasil). "As pescarias me ensinaram a ter mais equilíbrio, concentração, foco, determinação, garra, paciência, a controlar o medo e o *stress*", diz na contracapa. São incontáveis as histórias de pescarias narradas no livro, mas não é sobre elas que quero me deter, mas sobre a forma tranquila e segura com que Alexandre relata sua aceitação dos limites que a idade lhe impôs.

Na sua vida de pescador, Alexandre sempre foi em busca dos peixes grandes e esportivos, que vivem abaixo de 15 metros de profundidade. Dedicou-se principalmente às garoupas com peso acima de 20 quilos, mas chegou a participar da captura de um mero de 300 quilos (para os céticos, tem foto no livro para provar). Atualmente, ele continua pescando em apneia, mas limita as descidas a 15 metros. "O fôlego não reduziu muito, é mais pelo senso de preservação. Ou seja, medo mesmo de ir ao limite", escreve logo nas primeiras páginas. Nos bons tempos, chegou a dar 120 mergulhos por seis horas seguidas. Com a queda da resistência, está mais comedido: não fica mais que três horas nesse vaivém de descer, ir até o fundo à procura de peixe, voltar para a superfície. Cada ciclo desses leva uns dois minutos. Recuperado o fôlego, recomeça tudo.

Ao entender seus limites, Alexandre mudou de foco: agora, pesca robalos, peixes que ficam em águas mais rasas, mas que continuam exigindo bom fôlego e técnica. Como escreve Martha em texto de introdução às aventuras submarinas do marido, os robalos são "mais compatíveis com a sua idade". Isso não quer dizer que Alexandre se aventurou sem preparo na caça aos robalos. Como tudo que fez (e faz) na vida, foi estudá-los. "Vivia estudando e conversando com várias pessoas sobre o assunto e em um ano já sabia quase tudo", diz Martha.

Em qualquer idade, para fazer o que nos dá prazer, é preciso autoconhecimento. Naquela experiência em Paraty, descobri que desço feliz os paredões das Cataratas do Iguaçu num rapel, mas sou incapaz de ficar numa piscina sem colocar os pés no fundo. Alexandre é um apaixonado por pescarias desde menino e não desistiu dela por causa da idade. Reduziu o risco, mas continua praticando o esporte que lhe dá "felicidade, prazer, realização, grandes amizades, aventuras (...)". Os robalos que se cuidem. O comandante continua na área.

Coisas que só descobri com a idade

A minha certidão de nascimento, lavrada no Cartório de Registro Civil da comarca de Cidade Gaúcha, município de Tapira, no Paraná, informa que eu nasci às 21h de uma noite de dezembro, que sou a segunda filha do casal e que não sou gêmea. Nunca tive dúvidas sobre as informações acima, exceto uma: que nasci em Tapira. Na maior parte dos meus 57 anos, sempre que precisava declarar a cidade de nascimento, respondia Cidade Gaúcha. Quando nasci, meus pais tinham um pedaço de terra na zona rural e lembro de uma encruzilhada que, virando à direita, levava para Tapira; para a esquerda, Gaúcha. Nunca íamos para a direita. Só recentemente descobri que sou tapirense, descoberta que veio junto com outra constatação: quanto mais o tempo passa, mais eu gosto de ter nascido em data próxima ao Natal.

Explico: eu cresci odiando fazer aniversário nessa época. Quem nasceu, tem parente ou conhece alguém que faz aniversário próximo do principal feriado do país sabe do que estou falando. Enquanto estamos na idade escolar, o trauma é porque os amigos já estão de férias, viajando, ninguém quer saber de você. Mais tarde, morando longe da família, me acostumei a passar o dia 23 na estrada, a caminho da casa dos meus pais para celebrar o Natal. Passei muitos e muitos aniversários dirigindo os 950 quilômetros que separam a cidade de São Paulo de Eldorado, em Mato Grosso do Sul, onde cresci. Tudo bem que minha mãe sempre fazia um bolinho e cantava parabéns quando eu chegava, mas continuava sem a festa com os amigos, sem ouvir os parabéns desafinados, sem cortar o primeiro pedaço do bolo com a faca de baixo para cima para ter sorte.

Há alguns anos, com a maturidade que veio depois dos 50, descobri que é uma vantagem aniversariar nesta época do ano. Eu continuo invejando aqueles que conseguem reunir os amigos para celebrar aniversários — seja num churrasco, seja num *happy hour* de boteco ou em uma festa grandiosa. Não ter festa deixou de me incomodar. Acho que tomei consciência do lado bom de competir com Jesus por atenção nesta época do ano: pegar carona no aniversário dele. O Natal é o evento da família e, para quem vive longe da sua (os meus cinco irmãos e irmãs estão espalhados por três estados), é a chance de se reencontrar. Assim, mesmo sem pompas, valorizo cada vez mais o bolo e o parabéns cantado em família.

Também aprendi com a idade a reverter outro trauma de quem aniversaria na mesma época que Jesus: ganhar apenas um presente que vale para as duas datas. Isso sempre doeu no coração da pobre criança. Com meu marido, combinei desde o princípio que ele teria que dar dois presentes, mesmo que entregues com um dia de diferença. O Geraldo sofre todos os anos ao ir às compras, mas nunca deixou de comparecer com seu embrulho no dia 23 e no dia 24. E, assim, cada vez tenho mais certeza de que Jesus não se importa de dividir os holofotes comigo. Nem eu, com ele. Como escreveu o tabelião na minha certidão de nascimento: o referido é verdade e dou fé.

Onde se situa a meia-idade?

Comecei a escrever sobre carreiras em meados dos anos 1990. Ainda era um tema novo, mas aprendi logo que a vida no trabalho era dividida em três partes sucessivas: primeiro, logo após a faculdade, devíamos acumular aprendizados, depois, na meia-idade, acumular dinheiro, e por fim aproveitar a vida. Só que isso não vale mais para uma época em que mais e mais pessoas chegam saudáveis aos 70, 80 e 90 anos e estão trabalhando ora por escolha, ora por necessidade. No fim das contas, não apenas a divisão clássica dos estágios de carreira está em xeque, mas também o conceito de meia-idade.

Onde se situa a meia-idade? Segundo a OMS, está abaixo dos 60, que é a idade usada para efeitos de monitoramento das tendências de saúde dos idosos. A meia-idade, portanto, começaria em algum lugar na casa dos 30 e acabaria aos 59. Agora, leio que outros pesquisadores estão estendendo esse período até os 75 anos. Se assim for, a meia-idade seria a fase mais longa da vida. Ainda bem que a famosa crise definida por Elliott Jaques em 1965 virou *démodé*. Já imaginou passar 40 anos da vida em pânico porque, olhando para o passado, a juventude acabou e, olhando para o futuro, o fim parece cada vez mais próximo?

No estudo *The Emergence of Long Life Learning*, publicado em setembro do ano passado, os autores Chip Conley e Ingo Rauth vão mais longe: não é mais possível categorizar as pessoas pela idade. Ou seja, não haveria mais marcadores nítidos de entrada e saída da idade adulta. A meia-idade, portanto, dependeria de cada pessoa, de suas experiências e circunstâncias de vida. Teria mais a ver com a saúde física e mental do que com a data de nascimento. Margie E. Lachman, da Brandeis University, nos Estados Unidos, em estudo de 2015, escreve que meia-idade é aquele ponto de inflexão na vida em que duelamos para equilibrar "o crescimento e o declínio". Cada um tem o seu.

O ideal, eu espero conseguir, é estender ao máximo o crescimento — deixando um mínimo de tempo para o declínio inevitável. Para isso, é preciso investir no bem-estar psicológico (conceito que inclui dimensões subjetivas, sociais e psicológicas, bem como comportamentos relacionados à saúde). Os pesquisadores Corey Keyes e Carol Ryff apresentam seis fatores para a felicidade durante a meia-idade: autoaceitação, relacionamentos de qualidade, autonomia para tomar decisões, estar num ambiente que atenda às suas necessidades, ter um propósito e investir no crescimento pessoal. Para conseguirmos isso, recomendo uma reflexão sobre o que disse o psicólogo Daniel Gilbert, da Universidade Harvard: "Seres humanos são obras em andamento, mas pensam erroneamente que estão concluídas". Eu me considero, a cada dia, um ser em construção, inacabado.

Precisamos de um novo mapa para a vida

Há muitas iniciativas pelo globo voltadas para o estudo da longevidade. Afinal, o tema se tornou urgente: até 2050, a proporção de pessoas idosas vai aumentar em todo o mundo. Uma das iniciativas mais interessantes está acontecendo na Universidade Stanford, no Center on Longevity, criado em 2007, mas que ganhou grande impulso há três anos, quando se colocou a missão de "acelerar e implementar descobertas científicas, avanços tecnológicos, práticas comportamentais e normas sociais para que vidas centenárias sejam saudáveis e recompensadoras". O SCL coloca-se como "centro de longevidade e não de velhice" porque, diz, uma vida longa requer atenção a vida toda: "Pesquisas mostram claramente que educação, exercícios, hábitos nutricionais, decisões financeiras e escolhas sociais no início da vida têm implicações substanciais para a qualidade de vida em idades avançadas".

Para um projeto tão ambicioso, que quer promover mudanças de larga escala, Stanford convocou 150 de seus professores e pesquisadores, além de engajar representantes de fora da universidade. Em última instância, o SCL quer redesenhar a forma como vivemos nossa vida. Nasceu lá o *A New Map of Life* com a pretensão de nos ajudar a chegar aos 100 anos mentalmente bem, fisicamente aptos e financeiramente seguros. Mas por que precisamos repensar nossa vida? O SCL acredita que o jeito como vivemos foi desenvolvido para quando nossa vida durava a metade do que dura hoje. Aquele desenho de vida tradicional em três estágios — educação, trabalho/ família e aposentadoria — estaria desatualizado. Seria preciso flexibilizar, abrindo espaço para outras etapas. Quais estágios? Ainda não sabemos.

Para redesenhar o mapa da nossa vida, o SCL está trabalhando em três frentes. A primeira é a de pesquisas, com um time dedicado a estudos sobre saúde, trabalho, educação e finanças. A segunda quer conscientizar a sociedade, por meio da comunicação, sobre os impactos de termos cada vez mais pessoas vivendo 100 anos. A terceira frente é uma agenda global de longevidade. Uma coisa importante que muitas vezes passa despercebido é que não apenas haverá mais idosos, mas a forma como vamos envelhecer também está mudando. A vida será mais longa e mais saudável. O SCL diz que a agenda global é importante para garantir que o maior número possível de pessoas tenha acesso à longevidade, que é colocada como uma das conquistas mais importantes do nosso tempo.

O SCL também tem um *Design Challenge*, uma competição aberta a estudantes universitários de todo o mundo que desejam projetar produtos e serviços que ajudem a melhorar a qualidade de vida de todos nós. O desafio 2020/2021 — que procurou soluções de longevidade inspiradas pelas mudanças culturais durante a pandemia de Covid-19 — foi vencido por estudantes da Nigéria: a *Foris Lab*, da Chukwuemeka Odumegwu Ojukwu University, apresentou uma plataforma *offline* que simula um laboratório de ciências para alunos do ensino médio. O que isso tem a ver com longevidade? Ora, como prega o SCL, uma vida longa e saudável começa a ser vivida desde os primeiros passos. As crianças de hoje têm mais chance do que eu de alcançar os 120, 150 anos — e essa jornada já começou. É reconfortante saber que algumas das mentes mais brilhantes do nosso tempo estão preocupadas em descobrir como viveremos nossa vida centenária.

A cidade que escolhi
para receber minhas cinzas

Ravello, cidadezinha italiana na Costa Amalfitana, é um dos meus lugares preferidos no mundo. É conhecida como a "cidade que os poetas escolhem para morrer": muitos viveram e morreram lá. Sobre ela também se diz que está "mais perto do céu do que da terra": encravada na montanha, 365 metros acima do nível do mar, seus jardins se abrem para uma vista azul estonteante que não distingue os limites entre o Mediterrâneo e o céu. Infelizmente, Ravello não é a cidade que posso escolher para morrer. Para começar, carros são proibidos dentro dos muros medievais. Depois, as ruelas de calçamento irregular, com subidas e descidas, vão me desencorajar quando as dificuldades de locomoção chegarem. Se não será Ravello, onde?

Há todo tipo de pesquisa para saber se uma cidade é ou não amiga das pessoas mais velhas. Veranópolis, na Serra Gaúcha, é considerada a capital brasileira da longevidade. Também seria a terceira cidade com maior longevidade média da população no mundo. A fama vem desde os anos 1990, baseada em indicadores sobre envelhecimento ativo, conceito cunhado pela Organização Mundial da Saúde (OMS) que engloba saúde (bem-estar físico, mental e social), segurança e participação. Veranópolis parece ter muitas vantagens, mas é irreal pensar que vai continuar assim se todos nos mudarmos para lá. Por isso, sigo na busca pela cidade ideal para passar os últimos dias, o que me leva ao site, justamente, da OMS.

A iniciativa WHO — Global Network for Age-Friendly Cities and Communities reúne experiências de cidades e comunidades amigas das pessoas com mais idade. Em outras palavras, mostra "um mundo no qual você gostaria de envelhecer", pois proporciona desenvolvimento pessoal, autonomia, saúde e dignidade, entre outras coisas. O interessante no site é que as cidades podem enviar seus *cases* para a plataforma: basta preencher um formulário indicando medidas concretas que permitam o envelhecimento saudável. Detalhes específicos de políticas e ações devem ser apresentados.

O conjunto dos *cases* enviados pode ser acessado a partir de um mapa-múndi: bolinhas vermelhas indicam cada cidade participante. Estimo umas 1.000. Dentre as dezenas de bolinhas na Europa, clico na distante Reykjavik, capital da Islândia. Descubro no texto que a cidade possui uma Política para Idosos, uma Política de Direitos Humanos, uma Política Cultural e regras e acordos que, entre outras coisas, visam tornar a cidade mais amigável aos idosos: "Há um esforço para criar condições favoráveis e acesso à cultura e às artes, por exemplo, com entrada gratuita em galerias de arte, bibliotecas, atividades sociais e centros comunitários públicos". Nos Estados Unidos, também com centenas de *cases* inscritos, escolho a bolinha que me leva ao texto apresentado por East Lansing, em Michigan. Descubro que a cidade tem um programa para idosos desde 1972. No site do *Prime Time*, nome do programa, leio que recentemente foi promovido um curso para ensinar idosos a usar o Zoom, a plataforma de reuniões a distância que se popularizou com a pandemia.

E o Brasil nesse mapa das cidades amigas dos idosos? É triste ver que, dos nossos 5.570 municípios, apenas quatro se deram ao trabalho de participar do projeto da OMS: Veranópolis, que mencionei acima; Porto Alegre; Esteio, também no Rio Grande do Sul; e Pato Branco, no Paraná. O texto deste último celebra que a cidade está desde 2018 nesse programa da OMS e descreve uma série de "ações socioeducativas, recreativas, esportivas e culturais, considerando a dimensão física, emocional, social e espiritual da vida humana". Esteio e Porto Alegre também listam iniciativas nessa mesma linha.

Faz sentido que as cidades gaúchas estejam à frente do resto do país: com 31,8%, o Rio Grande do Sul é o estado com mais pessoas acima de 60 anos. Mas, então, eu me pergunto: o que estão fazendo os prefeitos de cidades dos estados do Rio de Janeiro (29,8% de idosos), Minas Gerais (28,4%) e Paraná (28%)? Acho que continuam ignorando que estamos vivendo a revolução da longevidade, deixando o pepino para o próximo eleito. E, assim, caminhamos para, em breve, ser vítimas de mais uma daquelas crises em que ninguém é responsável porque, afinal, ninguém fez nada. Quanto a mim, deixarei para o futuro a decisão de onde passarei os meus últimos dias. Ravello, que não está no site da OMS, ainda é uma opção. O futuro a Deus pertence, desde que eu possa dar uma ajudinha.

O difícil caminho do autoconhecimento

De tempos em tempos, releio o texto *Gerenciando a Si Mesmo*, que Peter Drucker publicou no livro *Desafios Gerenciais para o Século XXI*, em 1999. O livro fala de temas que o pai da administração moderna classifica como "de vida ou morte", como liderança, criatividade, trabalho em equipe e tecnologia. O capítulo em questão trata de autoconhecimento. Segundo ele, para se sair bem, o trabalhador do conhecimento precisa entender a si mesmo a fundo, "porque só quando se vale de sua força é que você pode alcançar sua verdadeira excelência". Apenas para lembrar, o austríaco Drucker morreu em 2005, aos 95 anos, deixando um legado de 35 livros publicados, entre eles o célebre *The Concept of the Corporation* (1946).

Drucker tinha em torno de 90 anos quando escreveu *Gerenciando a Si Mesmo*. No texto, ele diz que "é preciso entender não só seus pontos fortes e fracos, mas saber de que modo você aprende, como trabalha com os outros, quais seus valores pessoais, onde pode estar sua contribuição". E alerta: "A maioria das pessoas acha que sabe naquilo que é boa. Em geral, está errada". Em outras palavras, a maioria de nós vai até o fim da vida sem realmente desfrutar daquelas coisas que gosta e faz bem. Um desperdício de talento e de tempo. Um desperdício da vida que Deus nos deu. O guru americano Daniel Goleman já escreveu que a nossa inteligência emocional melhora com a idade. Para ele, com a maturidade, aumentamos o conhecimento que temos de nós mesmos, que é um dos cinco componentes da inteligência emocional, ao lado de controle emocional, automotivação, empatia e relacionamentos pessoais.

Há momentos na vida em que, embora tenhamos clareza sobre nosso passado, carecemos de clareza sobre o que queremos ser no futuro. Pode surgir, então, a necessidade de uma reflexão mais profunda sobre quem somos. Há muitas maneiras de provocar o autoconhecimento, entre elas estão terapia, *feedback* e, eu gosto muito, percorrer o Caminho de Santiago de Compostela. "Acredito que a caminhada, sozinho, me deu a oportunidade de estar comigo mesmo e refletir sobre o que eu queria neste novo ciclo", escreve Waldey Sanchez, no livro autobiográfico *Começar de Novo — Uma História de Vida* (2020). Sanchez tinha acabado de encerrar uma carreira de 50 anos, boa parte deles como presidente de multinacional, quando percorreu em 2016 a pé os 116 quilômetros entre Sarria e Santiago, um dos muitos caminhos que levam até a cidade espanhola de Santiago de Compostela, na Espanha.

Sanchez escreve que o choque de deixar o mundo corporativo foi maior do que imaginara — e o caminho até Santiago de Compostela significou a ponte que uniu o passado ao futuro. "Tudo acabou ficando mais fácil e encontrei a serenidade em momentos difíceis." Para o executivo, que sempre colocou foco especial no trabalho, o recomeço significa "sentir-se útil ao mundo em que vivemos", mas também um cuidado maior com a saúde, a família, os negócios próprios, os amigos e a espiritualidade. Ao partir para a Espanha, Sanchez foi em busca de resposta para uma das perguntas que Drucker nos faz no texto citado acima, que é importante ser feita pelos jovens, mas também fundamental para nós, que não temos tempo a perder: qual deve ser minha contribuição agora? Cada um terá sua resposta. Sanchez encontrou a dele e conclui: "Não podemos parar, ou então estamos mortos".

As angústias do envelhecimento

É um dia de sol no sul da França e os personagens do filme *A Última Nota* estão reunidos sob árvores, comendo e bebendo vinho. A história já se encaminha para o final quando Henry, o virtuose do piano atormentado com as agruras do envelhecimento, diz: "Você sabe qual é uma das poucas boas coisas sobre envelhecer? É nos tornarmos pragmáticos. Não procuramos mais significados e não nos preocupamos mais com o futuro. Nós apenas desejamos que o presente não acabe. O coração e a mente finalmente se alinham". A produção canadense foi lançada em 2022 nos serviços de *streaming* e é um dos filmes mais sensíveis que já vi sobre essa fase da vida.

O roteiro conta a história do pianista Henry Cole, interpretado pelo ator britânico Patrick Stewart, 80 anos. Ele sofre com a perda da mulher e com as consequências da idade. Durante um concerto, esquece o trecho de uma música. Esse branco lhe traz insegurança; temor de subir aos palcos; se sente travado, com medo de que aconteça novamente. Então, entra em cena a jornalista Helen Morrison, interpretada pela sempre bela Katie Holmes, 42. Ela deseja escrever um perfil sobre o pianista para a revista *New Yorker*. No começo arredio, logo Henry vai se deixando ser entrevistado; no final... Bom, vou deixar você assistir ao filme para saber como a história termina.

Como vemos pela declaração inicial deste artigo, o filme tem um quê de existencialismo (há referências a um hotel ao pé dos Alpes suíços onde Friedrich Nietzsche teria morado por algum tempo), mas as crises dos personagens me pareceram bem reais, especialmente as crises de Henry. Como seguir a vida quando a pessoa que o acompanhou por décadas não está mais aqui? Como seguir trabalhando quando a memória e o corpo já não obedecem mais como antes? Onde encontrar alegria para seguir aproveitando o tempo que ainda

COISAS QUE APRENDEMOS COM O TEMPO

lhe resta? Stewart faz essas questões sobre a finitude humana parecerem bem reais, mas sem pieguismo, e talvez esteja aí o grande mérito do filme dirigido por Claude Lalonde.

Em *A Última Nota*, ao som de Beethoven, Bach e Brahms, somos colocados diante de dilemas universais de quem tem a sorte de envelhecer — os demais, bom, os demais ficaram pelo caminho. O discurso final do personagem nos faz lembrar que também há ganhos no envelhecimento. O nível maior de autoconhecimento nos ajuda a fazer melhores escolhas — como diz o personagem, ficamos "pragmáticos", direcionamos as emoções para os nossos objetivos —, "não nos preocupamos mais com o futuro" — e temos controle emocional para gerenciar melhor as emoções, sofrer apenas pelas coisas importantes — e "nós apenas desejamos que o presente não acabe". Mas o que eu gosto mesmo da fala de Henry Cole é: "Procuramos apenas as palavras, o sono ou o motivo de estar olhando para uma gaveta aberta". Muitas vezes, com apenas 56 anos, eu já me vi assim: sem palavras, sem sono e sem saber que diabos estou procurando no armário.

Não, ainda não nasceu a criança que viverá 150 anos

A francesa Jeanne Calment é, até onde se sabe, a pessoa mais velha que já viveu: ela morreu em 1997 com 122 anos e 164 dias. Qual a probabilidade de idades extremas como a dela se tornarem corriqueiras? Segundo os professores Michael Pearce e Adrian Raftery, da Universidade de Washington, nos Estados Unidos, é bastante rara. No artigo acadêmico *Probabilistic Forecasting of Maximum Human Lifespan by 2100 Using Bayesian Population Projections* (em tradução livre Expectativa máxima de vida humana até 2100 usando projeções populacionais bayesianas), recém-publicado na revista científica *Demographic Research*, eles afirmam que é quase certo que alguém vai quebrar o recorde de Jeanne até o fim deste século, mas que é altamente improvável que até lá alguém supere os 130 anos.

Se tornou comum dizer que já nasceu a criança que viverá 150 anos. Aparentemente, estamos errados. Os pesquisadores analisaram dados de mais de 1.000 supercentenários — todos com mais de 110 anos listados no *International Database on Longevity* (IDL), que inclui apenas pessoas cuja idade pode ser confirmada com alto grau de certeza. São moradores de 13 países. O objetivo deles era descobrir, por meio de modelos estatísticos, qual a probabilidade de termos muita gente vivendo acima de 120 anos até a virada do século. Conclusões: as chances de alguém viver 126 anos é de 89%, mas de viver 130 anos cai para apenas 13%. E 135 anos? Somente 0,8% de probabilidade.

Em todo o mundo, há cerca de meio milhão de pessoas com mais de 100 anos de idade — mas são pouquíssimas as que superam os 110. O estudo dos professores americanos tenta estabelecer alguma certeza sobre a idade máxima possível que essas pessoas poderão atingir. No entanto, há ainda uma grande margem de incerteza em todas essas questões. Por exemplo: será que existe um limite biológico? E, se existir, será a ciência capaz de quebrá-lo? Adrian E. Raftery, coautor do estudo, explicou ao jornal *Medical News Today* que, embora o modelo usado sugira que a idade máxima da morte continuará a aumentar, a frequência com que esse recorde será quebrado diminuirá, a menos que o número de supercentenários cresça significativamente. "Os supercentenários formam um grupo seleto de pessoas muito robustas", disse Raftery. "Elas superaram todas as fragilidades da vida, inclusive doenças, e morrem de motivos diferentes dos que afetam os jovens."

Jeanne morreu de manhã, de causas não especificadas. Segundo os médicos, ainda tinha boa saúde, mas estava quase cega e surda. Desde os 88 anos, quando ficou sozinha no mundo, vivia numa casa de repouso. Mesmo em seus últimos anos, mantinha a mesma rotina: acordava às 6h45, fazia uma oração, tomava café e depois fazia exercícios sentada em sua poltrona. Ela gostava de carne assada e comia sobremesa em todas as refeições; dizia que, se pudesse escolher, comeria alimentos fritos e apimentados em vez da comida insossa do menu. Após a refeição, fumava um cigarro da marca Dunhill e bebia uma dose de vinho do Porto. À tarde, tirava uma soneca de duas horas e, em seguida, visitava seus vizinhos de quarto. Ao cair da noite, jantava rapidamente, voltava para seu quarto, ouvia música, fumava um último cigarro e ia para a cama às 22h. Aos domingos, ia à missa. Ela teria conhecido Van Gogh quando o pintor morou em Arles, sua cidade natal, na Provence. Ainda uma adolescente, ela o teria descrito como feio, desagradável e "cheirava a álcool". Foi casada e teve uma filha.

Um manual para nos ajudar a viver mais

Martha San Juan França, 65 anos, é uma jornalista com uma longa experiência em escrever sobre ciência, saúde e meio ambiente. Tem mestrado e doutorado em história da ciência, o que lhe dá uma rara bagagem para explicar de forma simples temas complexos, muitas vezes inalcançáveis para pessoas como eu, incapazes de entender a lógica da tabela periódica. Escrevo isso porque acabei de ler o livro *O Legado dos Genes — O Que a Ciência Pode nos Ensinar Sobre o Envelhecimento,* lançado recentemente pela editora Objetiva, que Martha escreveu com a renomada bióloga e geneticista Mayana Zatz, diretora do Centro de Estudos sobre o Genoma Humano e Células-Tronco (CEGH-CEL), da USP. "Eu nunca quis ser cientista. Queria que eles me explicassem a ciência para eu escrever para pessoas como eu", me disse Martha numa conversa recente.

Sabe aquele livro que você vai lendo e riscando, sublinhando, anotando? É assim o livro da dupla, com 155 páginas de conhecimento decifrado para nos ajudar a envelhecer melhor. Você tem dúvidas sobre o que a ciência já sabe sobre o envelhecimento do cérebro? Pois não está sozinho: "Um dos pesadelos mais frequentes de quem começa a envelhecer é a iminente diminuição do desempenho cognitivo, da capacidade de raciocinar, de processar informações", escrevem as autoras, para, páginas adiante, nos tranquilizar: "Cérebros de idosos saudáveis trabalham tão bem quanto os dos jovens". A palavra-chave da última frase é "saudável". Por isso, elas também escrevem sobre memória, demências, importância da atividade física e da alimentação saudável. Tudo baseado em pesquisas científicas, sem achismos.

O livro teve origem em conversas que Martha e Mayana tiveram sobre o Projeto 80+, liderado pela cientista, que vem coletando amostras de sangue de brasileiros saudáveis com mais de 80 anos

COISAS QUE APRENDEMOS COM O TEMPO

para investigar o DNA de cada um deles. Graças ao projeto, já foram sequenciados os genomas de nomes como a atriz Beatriz Segall (falecida em 2018, aos 92), o escritor Zuenir Ventura (90), o físico José Goldemberg (93) e o economista Delfim Netto (93). O que essas pessoas, que doaram voluntariamente seu sangue, têm em comum além da faixa etária? São excepcionais tanto física quanto mentalmente — artistas, intelectuais, escritores e jornalistas —, "a maior parte deles renomados e com estilos de vida e hábitos que só uma boa condição econômica pode propiciar", escrevem. Mayana e sua equipe querem entender o que seus genes carregam de diferente e, quem sabe, descobrir a chave para o envelhecimento saudável.

Embora não representem a população brasileira, os genomas dos voluntários "têm muito a dizer sobre como podemos aumentar o período no qual as pessoas permanecem saudáveis e livres de doenças sérias — o que os americanos chamam de *health span*", escreve Mayana no último capítulo do livro. O que faz uma pessoa passar dos 80 anos estando saudável, com a capacidade cognitiva íntegra? Mayana declarou na *live* de lançamento do livro que a genética representa apenas 20% do que somos. O resto é o ambiente e o que a gente faz nele. "Isso é bom porque o ambiente nós podemos controlar", disse a cientista. E é justamente para nos ajudar a controlar o ambiente que o livro escrito por Martha e a Mayana tem seu valor. Recomendo.

O amor depois dos 80

Duas histórias sobre amor e casamento envolvendo pessoas com mais de 80 anos me emocionaram recentemente e quero compartilhá-las aqui. Não sei bem o motivo de elas terem me deixado emotiva, mas deve ser porque provam a máxima de que o amor não tem idade. A primeira vem da França, onde o casal Berthe, 100, e Marcel, 107, vão completar no fim deste mês 83 anos de união. O casamento dos Brouad, que moram em Saint-Eliph, cidade com menos de 1.000 habitantes, foi declarado em agosto o mais longevo de seu país. Nas entrevistas concedidas, os dois contaram que se conheceram num baile e se casaram em 1938, quando ela tinha 18 anos. Desde então, passaram apenas cinco anos separados, contra sua vontade: o marido, convocado para a Segunda Guerra Mundial, foi feito prisioneiro na Alemanha. Berthe e Marcel, que têm quatro filhos, muitos netos e bisnetos, declararam que o segredo da felicidade é que sempre se deram bem. Assim, singelamente.

A segunda história vem dos Estados Unidos. Em setembro de 2021, os americanos Ginny Valonis, 80, e Harry Mirra, 87, se casaram numa cerimônia para 25 pessoas — e muitos penetras (amigos dele) —, numa pequena capela na cidade de Morton, no estado da Pensilvânia. O evento, acompanhado de fotos do casamento, foi notícia no jornal *The New York Times*, um dos mais prestigiados do mundo. Ambos são viúvos: ele foi casado por 59 anos e ela, por 45. Iniciaram o namoro em 2013, mas ele sempre fugiu de um compromisso sério. Avisou Ginny desde o começo que casamento estava fora de questão. Ela, por sua vez, nunca perdeu as esperanças de ter um relacionamento "em seus próprios termos", como descreve o texto do *NYT*. "Eu acho que não me sentia valorizada pelo meu marido. Então, surgiu esse homem que parece realmente se preocupar comigo. Era um

COISAS QUE APRENDEMOS COM O TEMPO

mundo totalmente novo", diz ela, apaixonada. Em abril, Harry finalmente mudou de ideia.

Segundo o *NYT*, Ginny e Harry são representantes de uma nova tendência já verificada entre as pessoas mais velhas daquele país (há pesquisas mostrando que ocorre também no Canadá e em países europeus), batizada em inglês de *living apart together*, algo como juntos, mas separados. Casados que moram em casas diferentes não são novidade nem lá nem aqui. O novo é que isso está acontecendo nas faixas etárias mais maduras, com um argumento inédito: obter as vantagens de ter um parceiro, alguém com quem compartilhar a vida, mas sem o risco de se transformar em cuidador em pouco tempo. As mulheres, que já cuidaram de seus filhos, pais e marido, são as que mais temem esse destino. Sobre o assunto, o mesmo *NYT* publicou em junho a reportagem *Older Singles Have Found a New Way to Partner Up: Living Apart*, que foi reproduzida pelo *Estadão* no último domingo com o título *Idosos solteiros encontraram uma nova maneira de ter parceiros: morando separados*.

No acordo de Ginny e Harry, ela vai para a casa dele toda noite, mas volta para a sua residência de manhã. Para esse arranjo funcionar, claro, ambos precisam ser financeiramente independentes — razão pela qual é mais comum em casais de classes abastadas. O LAT é um fenômeno provocado pela maior longevidade da população. Outra causa é a quantidade de divórcio de pessoas com mais de 50 anos, que dobrou desde a década de 1990 nos Estados Unidos. A professora Susan L. Brown, da Bowling Green State University, em Ohio, disse ao *NYT* que o LAT tem acontecido com mais frequência após o divórcio ou a viuvez. Não importa o formato do casamento, o amor depois dos 80 continua sendo o que sempre foi: amor. Um brinde a Ginny e Harry e a Berthe e Marcel. Vida longa aos casais.

Uma visão da longevidade em 2050

Faz algumas semanas, completei 58 anos. É a idade com que meu pai morreu. Ele nasceu e cresceu na pobreza da aridez alagoana e calçou o primeiro par de sapatos aos 16 anos, quando migrou para o Paraná. Pouco foi para a escola, mas fez questão de educar os seis filhos. Se não fosse uma parada cardíaca, estaria com 80 anos. Ao contrário dele, tive acesso à educação desde criança e, mesmo nos momentos de sacrifício, nunca me faltou nada para manter minha integridade física, emocional e social. As condições em que cresci, me desenvolvi e vivo atualmente apontam que tenho a possibilidade de viver mais que ele. Se me fosse dada a oportunidade de escolher como quero viver esses prováveis anos a mais, minha resposta seria: com saúde, lucidez e autonomia.

Infelizmente, não é assim que os idosos de países de baixa e média renda estão vivendo os ganhos na expectativa de vida registrados globalmente nas últimas décadas: dados da consultoria McKinsey mostram que, nas duas primeiras décadas do século XXI, mais de 2 bilhões de pessoas alcançaram expectativa de vida superior a 72,5 anos e renda acima de 8.300 dólares; 1,1 bilhão dessas pessoas vivem na China. Segundo o documento *Global Roadmap for Healthy Longevity*, produzido pela National Academy of Medicine (NAM) dos Estados Unidos, muitas pessoas estão vivendo mais anos, mas sem saúde para aproveitá-los. Para realizar o relatório, a NAM formou uma comissão internacional de especialistas, que elaborou um roteiro com orientações sobre como promover a longevidade saudável ao redor do globo. "Poucos países fizeram progressos significativos para se preparar financeira, social e cientificamente para uma expectativa de vida mais longa e saudável", escreveu Victor J. Dzau, presidente da NAM, na abertura do relatório. O Brasil, certamente, não está preparado.

Os especialistas reservaram uma boa parte do documento para estabelecer uma visão da longevidade em 2050 — e ela está relacionada aos Objetivos de Desenvolvimento Sustentáveis (ODSs) das Nações Unidas, cujo horizonte é 2030. Alguns dos 17 ODSs são bastante sinérgicos com a longevidade saudável, como boa saúde e bem-estar (ODS 3), educação de qualidade (ODS 4) e trabalho decente e crescimento econômico (ODS 8). Os cientistas anunciam para 2050 um mundo mais próspero, culturalmente preparado para acolher pessoas vivendo vida mais longa e saudável. Nem todos os países seguirão o mesmo caminho até lá, mas todos precisam iniciar a mudança o quanto antes. "Os governos precisarão estabelecer ações e implementar planos baseados em dados para construir a infraestrutura social necessária que vai permitir a longevidade saudável", diz o texto.

Os cientistas admitem que essa visão de sociedade envelhecida e próspera é aspiracional, mas factível. Segundo eles, podemos imaginar que em 2050 a ciência que apoia a longevidade saudável estará incorporada à vida cotidiana. Neste futuro, todas as pessoas desfrutarão de bem-estar geral, diminuição e controle de doenças e boa saúde até o fim. No nível individual, a educação será vitalícia, as carreiras serão fluidas e teremos tempo para fazer o que nos traz significado. "Pessoas em todas as fases da vida terão igual acesso à saúde, educação, bons empregos com um salário digno, oportunidades de contribuir para o bem-estar de suas famílias e comunidades e a capacidade de viver sua vida com significado, propósito e dignidade." A visão para 2050 prevê sinergias e contribuições entre as gerações de maneiras que eu não consigo imaginar, mas certamente quero viver para ver.

Inadequada ficava a tua vó

Eu descobri os livros de Elena Ferrante por acaso, perambulando pela livraria Travessa, durante um feriado em dezembro de 2016 no Rio de Janeiro. Comprei *Amiga Genial*, o primeiro volume da tetralogia napolitana, porque gostei da descrição da contracapa: "(...) esta é uma história sobre mulheres". Desde então, li e reli não apenas os quatro volumes sobre as amigas Lenu e Lila, desde a infância até a velhice, mas outros livros de Elena a que tive acesso. Também trouxe outras leitoras (amigas, parentes e colegas de trabalho) para esse universo de personagens que lutam contra os estereótipos associados ao feminino. Se me perguntarem, de tudo o que li de Elena, com o que mais me identifiquei, respondo sem pestanejar: a sensação de inadequação, de que não pertencia aos lugares onde estava, descrita pela personagem Lenu em vários momentos da série *Amiga Genial*.

Não é o mesmo sentimento de incapacidade descrito como "síndrome do impostor", uma espécie de autossabotagem, da qual nós mulheres também somos as principais vítimas. Se trata, por outro lado, da sensação de que não somos compatíveis com determinados ambientes ou não somos apropriadas para compor determinado círculo profissional ou de amizade. Nem lembro quantas vezes quis me sentir invisível, não ser percebida, nem notada, especialmente quando ocupava o pomposo cargo de diretora numa grande empresa de mídia. Aquilo tudo parecia demais para a menina nascida na roça. Acho impressionante como a escritora italiana consegue descrever essa inadequação em palavras escritas no papel — e, mais recentemente, também com o filme *A Filha Perdida*, disponível no Netflix, que trata do velho tabu de que toda mulher nasceu para ser mãe.

Conforme avanço na idade — fiz 57 outro dia — vou aprendendo que não sou a única a padecer desse mal e, se concordarmos com Fran Winandy, 58, autora do livro *Etarismo, um Novo Nome para um Velho Preconceito*, não vai melhorar muito com o tempo, pois a idade nos traz outros males relacionados ao sentimento de inadequação. Um deles é o de que não pertencemos a essa idade em que estamos. Lembra daquelas mulheres que jamais falavam a idade? A mais famosa, que eu me lembre, é a jornalista Glória Maria, que fazia mistério sobre o tema, embora a Wikipédia denuncie que ela é de 15 de agosto de 1949. Fran diz que a origem disso é a pressão da sociedade para que estejamos sempre lindas, sempre magras e — impossível sob qualquer prisma — sempre jovens. Tecnicamente falando, trata-se do *age shaming* ou vergonha de envelhecer.

Fran vai mais longe e resgata que nós, mulheres, sofremos desde meninas a pressão social para nos adequarmos aos padrões sociais que dizem qual é a idade certa para casar, a idade certa para ser mãe, a idade certa para substituir o guarda-roupa de mulher pelo de avó. "Nós sofremos preconceitos a vida inteira", me diz Fran, que é psicóloga, consultora e ex-executiva de recursos humanos, numa entrevista por vídeo no fim de 2021. A dissonância cognitiva dessa história é que todos nós queremos envelhecer, mas as mulheres foram ensinadas a envelhecer escondendo — ou mentindo — que envelheceram. Da mesma forma que meu sentimento de inadequação deve ter atrapalhado minha vida profissional em algum momento, acredito que envergonhamos e enfraquecemos a todas as mulheres quando omitimos quantos anos já vivemos. Outro dia, eu mesma (que vergonha!), ainda perpetuando o *age shaming*, mandei uma mensagem para a Patrícia Blanco, que foi entrevistada aqui da coluna: "Espero não ser indiscreta, mas qual a tua idade?". Ao que ela prontamente respondeu: "Sem problemas, sou tranquila quanto a isso. Tenho 50 anos". Entendeu o recado, Glória?

Desfrutar agora ou guardar para amanhã?

A Academia Brasileira de Letras elegeu cinco novos imortais no fim de 2021. Fernanda Montenegro, Gilberto Gil, Paulo Niemeyer, José Paulo Cavalcanti e Eduardo Giannetti da Fonseca. Deles, o mais jovem é Giannetti, que faz 65 anos no próximo dia 23 de fevereiro. Há muito tempo, tenho admirado o economista e filósofo mineiro pela simplicidade com que analisa temas complexos, sem se apegar a números, percentuais e estatísticas, como é típico da profissão. Giannetti não confunde falar com profundidade com falar difícil. De tudo o que já li dele, *O Valor do Amanhã* (Companhia das Letras, 2005) é o que mais me marcou.

O livro trata de um dilema que nós, que temos mais de 50, deveríamos ter resolvido aos 20, 30 no máximo, mas são raros os que o fizeram: queremos desfrutar o momento ou cuidar do amanhã? Vale a pena deixar de viver hoje em nome de um futuro incerto? Gastamos agora ou poupamos para a velhice? *O Valor do Amanhã* é um livro sobre juros — em finanças, o conceito refere-se ao preço que pagamos para usar o dinheiro de outrem, também conhecido como o valor do dinheiro no tempo —, mas Giannetti trata do tema onde menos se esperaria: nas nossas decisões cotidianas. Escreve:

> *"O animal humano adquiriu a arte de fazer planos e refrear impulsos. Ele aprendeu a antecipar ou retardar o fluxo das coisas de modo a cooptar o tempo como aliado dos seus desejos e valores: isto agora ou aquilo depois? Depende, é claro, do tempo de espera e da magnitude e teor do que está em jogo".*
> (GIANNETTI, 2005, p.261)

Comer o brigadeiro ou fazer dieta? Comprar a TV de última geração ou poupar o dinheiro para a viagem de férias? Gastar todo o salário do mês ou guardar uns trocados para a aposentadoria? Segundo o autor, nossa mente é "refratária e hostil à prática da abstenção em prol de objetivos remotos no tempo". Deve ser por isso que os jovens têm tanta dificuldade em poupar para quando não puderem mais gerar receita — e muitos vão chegar à velhice sem as condições necessárias para manter a qualidade de vida que experimentaram nas décadas anteriores.

A juventude é impaciente, pois tem o futuro todo pela frente, há muito ainda que viver. Quando superamos os 50, o que mais temos é passado. O futuro é uma incerteza dolorosa e pensar nele é lembrar que o fim pode estar logo ali. Os cuidados com a saúde, as economias no banco, os acertos com a fé não podem mais ficar para amanhã. Nós só temos hoje. Procrastinar não é mais uma opção. James Dean, o ator americano que morreu aos 24 anos, certa vez disse: "Sonhe como se fosse viver para sempre; viva como se fosse morrer amanhã". É uma equação difícil de ser resolvida porque Dean quer o melhor dos dois mundos descritos por Giannetti: acumular para o amanhã e, mesmo assim, viver intensamente o agora. Ele viveu intensamente o agora.

O mais jovem imortal da atual composição da ABL diz que "o passado condiciona; o presente desafia; o futuro interroga". Para ele, existem três perguntas básicas por meio das quais podemos encontrar respostas sobre o porvir: "O que será? A delimitação do campo do possível lida com o exequível e responde à pergunta: o que pode ser? E a expressão da vontade, que lida com o desejável, responde à pergunta: o que sonhamos ser?". De um lado estão o que é provável e o que é possível; de outro, estão os sonhos, aquilo que queremos ser um dia. O segredo é combinar os três. Quanto antes resolvermos este dilema, melhor.

A morte bate à porta

Eu não sei você, mas conforme os anos vão passando parece que a morte se torna mais presente na minha rotina. Não é apenas pela certeza de que tenho mais anos no passado do que no futuro. Também não é que esteja morrendo mais gente que antes, acho que não (exceto durante a pandemia). É que estão morrendo as pessoas que fizeram e fazem parte da minha vida. Na semana passada, no mesmo dia, se foram Gal Costa, aos 77, e Rolando Boldrin, aos 86. Somente neste ano, rainha Elizabeth, Jô Soares, Danuza Leão, Milton Gonçalves, Elza Soares, Claudia Jimenez, Arnaldo Jabor, para ficar apenas nos mais famosos. Eu cresci e amadureci ouvindo, assistindo e lendo sobre essas pessoas. Não consigo ficar indiferente: a morte está batendo à porta.

Em artigo científico de 2020 intitulado *Envelhecimento, Finitude e Morte*, os pesquisadores Pedro Igor Daldegan de Oliveira e Maria Inez Padula Anderson, da Universidade Estadual do Rio de Janeiro, entrevistaram pessoas com mais de 60 anos ("idosos ativos") sobre "aspectos relacionados ao envelhecimento, à finitude e à morte". Os pesquisadores perceberam que seus entrevistados demonstravam necessidade de falar sobre esses temas, mas reclamaram da ausência de espaços adequados para isso. "O idoso vive dramas que nunca havia vivido e, em geral, tem mais problemas de saúde, maiores dificuldades financeiras, perde familiares e amigos com maior frequência, entre outras formas de luto", escrevem os autores do estudo. Ou seja, envelhecer não significa apenas lidar com as alterações biológicas, mas também com uma reviravolta no nosso contexto social, financeiro, psicológico, emocional e cultural.

Veja o caso do Milton Nascimento, 80. Cercado pelos amigos e pelo filho, ele fez no domingo, 13 de novembro de 2022, o que deve ser seu último show de uma carreira de 60 anos. Eu acompanhei pela televisão, mas quem esteve presente se emocionou e cantou junto. Certa vez, Elis Regina disse que "Se Deus cantasse, seria com a voz de Milton". Não pude deixar de ficar triste ao perceber que a voz do cantor e compositor mineiro perdeu a força e a limpeza que aprendemos a amar e admirar. Não pude deixar de pensar na finitude da vida e de como parece injusto que a idade esteja levando embora justamente sua voz, a voz que Elis comparou à de Deus. Gostaria de encontrá-lo e perguntar como ele lida emocionalmente com tudo isso: o fim da carreira, o fim da voz, o fim da vida.

Os pesquisadores Pedro Igor e Maria Inez, mencionados acima, dizem que vivemos numa época em que a percepção sobre a morte é de "um evento medonho, a ser evitado". Para mim, ela é, sim, medonha e quero evitá-la a qualquer custo. Ainda não tenho sabedoria suficiente para ter a percepção da médica inglesa Kathryn Mannix, autora do livro *Precisamos Falar sobre a Morte,* que trabalhou a vida toda com cuidados paliativos, aqueles que procuram melhorar a qualidade de vida de pacientes em estado terminal. No livro, Kathryn diz que a morte não deve ser abordada com ansiedade, mas com abertura, clareza e compreensão. "Escrevi este livro porque, com a finitude em mente, tenho a esperança de que todos nós possamos viver melhor... além de morrer melhor", diz. É um bom argumento, mas continuo de luto pela Gal e triste pelo Milton.

Será que meu dinheiro vai acabar antes de mim? | Parte 1

Jorge Eduardo Guinle, mais conhecido como Jorginho Guinle, herdou uma fortuna que incluía o Porto de Santos, o Hotel Copacabana Palace, a Granja Comary, o Banco Boa Vista, petrolíferas, palacetes, usinas etc. O valor era incalculável, mas ele gastou tudo. Morreu pobre, aos 88 anos, em 2004, morando de favor no hotel que um dia foi seu. Pouco antes, declarou numa entrevista que o dinheiro havia acabado porque tinha planejado viver só até os 75 anos. Eu sempre me lembro dessa história quando penso em quanto preciso poupar para ter dinheiro até o fim da vida. Não se trata de medo de morrer pobre, mas de ter o suficiente para o plano de saúde, a casa de repouso, algum lazer.

O temor é real: em média, vivemos entre oito e 20 anos a mais que nosso dinheiro, mostra pesquisa da consultoria Mercer. Como podemos nos prevenir desse triste fim? Levei essa questão para Viviane Salviato e Adriano Francisco, especialistas em previdência privada com foco em longevidade da Brasilprev. Segundo eles, a maioria ainda pensa como Jorginho Guinle e não se prepara para viver 90, 100 anos. "Os anos a mais são reais, vão acontecer, mas as pessoas não estão se preparando", diz Viviane. Isso tem a ver com nossa cultura de poupar pouco ou nada e, na opinião de Adriano, ainda sofremos um resquício dos hábitos a que nos acostumamos durante a hiperinflação: comprar o mais rapidamente possível antes de o dinheiro perder valor.

O fato é que nossos pais podiam contar com a Previdência Social, que promovia a segurança de que o futuro estava garantido. Como sabemos, isso é passado. Dados da Brasilprev mostram que 78% têm medo de depender financeiramente de outros na velhice. Ao mesmo tempo, não se preparam. O resultado é que muita gente está chegando aos 50 anos sem reservas financeiras ou com tudo empatado em patrimônio que não gera liquidez imediata. Como regra, pense que sua reserva líquida mínima — aquele dinheiro que pode ser sacado a qualquer hora — deve ser suficiente para pagar as contas por seis meses a um ano.

É tarde para começar? Claro que não e quanto antes, melhor. E por onde começar? Não importa, o importante é guardar dinheiro sistematicamente. Há duas saídas para quem fica sem renda depois dos 50, 60, 70. A primeira é continuar trabalhando — oito em cada dez esperam isso após a aposentadoria. O dado não é necessariamente ruim se essa for uma escolha que vai manter você ativo física e intelectualmente. O ruim é continuar trabalhando apenas para viver e pagar a Prevent Senior. A segunda alternativa é depender de familiares e amigos, o que fatalmente tira a independência e pode entristecer sobremaneira nossos últimos anos de vida.

Adriano, que tem 46 anos, acredita que a geração dele vai fazer a virada de chave para uma mentalidade de brasileiros que poupam para o futuro. Espero que sim. Para você que não tem tempo a perder, leia a coluna da próxima semana com as recomendações dos especialistas da Brasilprev para que seu dinheiro viva pelo menos o mesmo tanto que você.

Será que meu dinheiro vai acabar antes de mim? | Parte 2

Duas décadas a mais que nossos avós. Uma década a mais que nossos pais. Essa é nossa expectativa de vida média, com base em dados demográficos atuais. Além de viver mais, temos outra diferença em relação a nossos antepassados: eles podiam contar com a previdência oficial vitalícia nos últimos anos de vida. Nós não podemos. Precisamos montar o nosso próprio colchão de segurança. Na coluna da semana passada, comecei uma conversa sobre esse assunto com Viviane Salviato e Adriano Francisco, especialistas em previdência privada com foco em longevidade da Brasilprev.

Ambos foram categóricos: muitos de nós não estamos preparados financeiramente para esses anos a mais que teremos lá no fim. Há dois tipos de pessoas despreparadas: a mais grave, que nada guardou, e aquela que guardou, mas está fazendo escolhas erradas na hora de usar o recurso poupado. Para as primeiras, há um único conselho: comece a guardar agora, seja qual for a sua idade. Nunca é tarde, apenas tome cuidado para não optar por investimentos de alto risco, que podem render muito hoje, mas também virar fumaça amanhã. Dependendo da sua idade, não vai dar tempo de recuperar o dinheiro perdido.

Para aqueles que fizeram o pé de meia, muita atenção às palavras da Viviane: "Diversifique a sua renda". Lembra do conselho sobre diversificar investimentos? Pois ele vale também para a "desacumulação", termo usado pela Brasilprev para o momento em que você passa a gastar o que poupou. Repetindo: diversifique a sua renda. E se, entre as possibilidades de renda, você tiver um plano de previdência, Viviane e Adriano recomendam uma decisão fundamental para garantir uma renda mínima até o último dia de vida: deixe um montante em renda vitalícia.

COISAS QUE APRENDEMOS COM O TEMPO

Em geral, quando chega a hora de receber seu plano de previdência, as instituições financeiras vão colocar três opções na mesa: pagamento único (você saca e gasta tudo numa volta ao mundo maravilhosa), renda por prazo certo (você estima quantos anos ainda vai viver e escolhe receber um valor mensal durante aquele período; vai ser uma boa renda, mas acaba um dia) e a renda vitalícia (há a garantia de renda mensal para o resto da sua vida). É claro que a renda vitalícia não é tão perfeita como parece: se você fizer a opção hoje e morrer amanhã, todo o saldo fica com a seguradora. Nada para os herdeiros. Em compensação, se viver 100 anos, todo mês vai cair algum dinheiro na conta.

Aproveitando que eu estava com dois especialistas no assunto, quis saber quais as vantagens da previdência em relação a um fundo de investimento qualquer adquirido no banco da minha confiança. São quatro, segundo eles: (1) para os PGBLs, dedução de até 12% de sua renda bruta anual no imposto de renda; (2) não ocorrem as famosas come-cotas em maio e novembro; (3) em caso de morte, o plano de previdência não entra no inventário; basta aos herdeiros juntarem a papelada que o dinheiro será liberado em até 30 dias; e (4) a já citada conversão em renda vitalícia.

A poupança para o futuro, como alertam Viviane e Adriano, não pode ser uma escolha binária entre um ou outro tipo de investimento. É importante diversificar na hora de acumular e na hora de gastar. Mas, se você teme que seu dinheiro acabe antes de você, vai precisar de um plano de previdência e fazer a opção pela renda vitalícia. Quanto de renda por mês é necessária? Isso vai depender do seu estilo de vida, de quanto quer gastar com saúde, lazer, moradia, mobilidade, viagens para Paris, Londres e Nova York — ou sustentar o neto na faculdade. Nessa hora, cada um tem suas próprias prioridades. O importante é ser feliz com a escolha.

Nem idosa, nem velha, nem vovó

Confesso a você: tenho dificuldades com a linguagem correta, se é que existe, com a qual devo me referir às pessoas acima dos 50, que são o objeto desta coluna. Eu sinto que estou sempre pisando em ovos: será que posso escrever "idoso" ou "velho" ou "velhice"? E tem ainda as supostas palavras corretas para definir o preconceito de idade: idadismo, ageísmo (do inglês *ageism*), etarismo e idosismo. Não me adaptei a nenhuma delas. Se você costuma ler essas linhas semanais, deve ter reparado que ora uso uma, ora outra, sem nenhum critério. Acho que sou meio rebelde em relação ao politicamente correto, que nos engessa em caixinhas em vez de nos dar a liberdade de escolha. Estou escrevendo isso porque acabo de ler que, na Inglaterra, uma mulher foi à Justiça reclamar por ter sido chamada de "vovó" numa reportagem — mesmo sendo avó.

A história é a seguinte: Anne Dopson, 66 anos, era diretora de vendas da editora Stag Publications e participou de um *testdrive* para uma reportagem sobre um modelo de carro da Renault. No texto escrito por uma colega de trabalho, publicado na *Fleet World*, revista especializada da Stag, o carro foi descrito como "confortável para uma vovó" ("*comfy wheels' for a grandparent*"). Anne, que à época tinha 62 anos e três netos, não gostou, disse que foi motivo de piada no escritório. Primeiro, reclamou por e-mail com o chefe: "Não tenho nenhum problema em ser avó (...) aproveito todas as oportunidades para mostrar as fotos (*dos netos*) a todos, mas não concordo com o que poderia ser percebido como uma ironia sobre a minha idade". Como não foi atendida, saiu de licença médica e, tempos depois, demitiu-se. Em 2017, ela processou a Stag alegando demissão ilegal e sem justa causa, além de discriminação por idade.

A decisão do juiz saiu no fim de julho. Segundo o jornal inglês *Daily Mail*, Oliver Hyams reconheceu que o fato de Anne ter sido

COISAS QUE APRENDEMOS COM O TEMPO

chamada de "vovó" foi um tratamento prejudicial (*harmful*) e menos favorável (*less favorable*), pois chamou a atenção para a sua idade. O juiz também criticou a empresa pela forma como lidou com a reclamação da executiva. No entanto, negou a ação trabalhista, pois o fato teria tido pouca relevância para sua saída do emprego. Em outras palavras, como resumiu o jornal *The Times*, "referir-se a um colega de trabalho como avô pode ser visto como discriminação por idade, mesmo que ele seja um".

Sofrendo aqui com meus dilemas de terminologia, fui pedir ajuda para Layla Valias, 30 anos, uma das autoras do estudo *Tsunami60+*, o mais completo já feito no país sobre a geração 60+. Formada em marketing, empreendedora na consultoria Hype50+, com vocação para a pesquisa, Layla me lembra que a terminologia é importante para a autoimagem, para a forma como queremos ser reconhecidos. Em suas sondagens com esse público, ela tem investigado quais termos são mais aceitos e quais são renegados. Segundo ela, há uma preferência por "maduro", "sênior" e "50+", em detrimento de "idoso" e "melhor idade". Segundo Layla, estamos vivendo a fase de transição, ainda não sabemos o que vai vingar e que todo mundo tem dúvidas como as minhas. Eu também não gosto de "melhor idade" porque acho que entramos numa fase apenas diferente, que tem vantagens e desvantagens em relação às anteriores. Também tenho dúvidas sobre "maduro", pois me lembra fruta madura caindo do pé. Enfim, continuo sem saber como quero ser chamada e muito menos como me referir a vocês, meus contemporâneos de idade. Por isso, peço antecipadamente desculpas se os ofender de alguma forma.

Quais as fronteiras da velhice?

Angelo Scotti, o meu avô materno, viveu uma vida de muito trabalho e pouca diversão. De domingo a domingo, lidava com as plantações e os animais em seu pequeno sítio no interior do Paraná. Eu nunca soube de sobras de dinheiro ou dele fazendo *check-up* anual. Até que, por volta dos 65 anos, sua saúde falhou e ele foi ficando com dificuldades para andar. As últimas memórias que tenho são dele sentado à janela de casa, seus olhos azuis tristes vendo a vida passar lá fora. Morreu com 88 anos. No artigo *Envelhecimento da População e Desigualdade,* a economista Eliana Cardoso, 77, e seus colegas Thais Dietrich e André Portela Souza detalham duas visões extremas sobre o que é a velhice: a pessimista e a otimista. Com certeza, a velhice do meu avô pode ser enquadrada na primeira.

Numa conversa recente sobre o artigo, Eliana contou que eles tentaram demarcar o conceito de velhice para além da legislação (75 anos na Itália, 60 no Brasil) e da biologia: "Sem dúvida, a grande maioria dos velhos sofre, em maior ou menor grau, de menor agilidade e demais doenças do que os jovens", escrevem. Os autores preferiram ressaltar a dimensão existencial da velhice. Daí os dois extremos mencionados acima. Na visão pessimista, me conta Eliana, o velho está em declínio, é feio, frágil, dependente, vive próximo da loucura e da morte. Trata-se de uma visão trágica da vida do homem, representada na literatura pelo dramaturgo irlandês Samuel Beckett. No romance *Molloy,* por exemplo, Beckett mostra o herói idoso que sofre com questões do corpo e da mente.

No outro extremo, temos os otimistas, representados na literatura pelo escritor francês Victor Hugo, que ressalta em suas obras "o contraste romântico entre um corpo enfraquecido e um coração indomável". Eliana diz que essa é a visão popular, uma visão que ignora as questões biológicas trazidas pela velhice. "É uma visão descolada da realidade, uma ilusão", me diz. "Eu sou velha. Tenho que ter uma vida apropriada às minhas capacidades." Eliana acredita numa visão intermediária, equilibrada, próxima à do filósofo francês Michel Montaigne. Em *A Arte de Envelhecer,* Montaigne "recusa tanto a zombaria da velhice quanto sua exaltação". Eliana diz que, nesta fase em que se aproxima dos 80 anos, há dias bons e dias ruins. "Não tenho a ilusão de ficar jovem novamente. Tenho consciência de que não controlo o meu corpo. Existe um processo biológico que vai acontecer."

Eliana não sabe para onde a biologia vai levá-la. Nós também não sabemos, mas podemos seguir o seu exemplo e nunca parar de procurar pelo novo. Pergunto se ela acredita nas pesquisas que pretendem prolongar a vida além dos 150 anos. Como cientista, diz que todas as pesquisas são bem-vindas, mas que não há hoje nenhuma evidência médica de que nosso corpo suporte além dos 120 anos. Ressalta que o envelhecimento da população decorre da queda das taxas de fertilidade e de mortalidade infantil. Em outras palavras, o envelhecimento não quer dizer vida mais longa, quer dizer apenas que temos um percentual maior de velhos circulando por aí. Da rica conversa que tivemos, levarei para a vida pelo menos um aprendizado: "Quero ser independente enquanto eu tiver clareza de espírito". Eu também.

Três mulheres e um destino

Há alguns anos, eu brinquei com o meu marido que a palavra férias só podia ser empregada quando a gente atravessasse o Atlântico. Uma semana em Nova York? Uma delícia, quero sempre, mas é passeio. Dez dias visitando vinícolas no Chile? Inebriante, mas passeio. Vinte dias na Itália? Férias, graças a Deus. Um ano depois da Covid-19 aparecer, já tendo adiado minhas férias — sim, atravessando o Atlântico — por três vezes, estou aceitando qualquer coisa sem reclamar. Para longe ou para perto, qualquer destino serve para renovar a alma. Enquanto a pandemia me mantém presa em casa, "viajo" nas histórias de duas mulheres incríveis que transformaram o deslocamento de um lugar para o outro em significado para a vida. Joana D'Arc Alvarez[1], 78 anos, é professora de Guidoval, Minas Gerais. Márcia Reis, 57, é pedagoga de Resende, Rio de Janeiro.

Joana estima que fez 66 viagens internacionais. É uma mulher do mundo, embora tenha morado a vida toda numa cidade de 7.000 habitantes. "Para mim, viajar é vibração, é emoção do descobrimento", diz. Sua história de viajante começou quando ela já passava dos 40 anos e só foi interrompida pela pandemia. Eram duas viagens por ano, às vezes quatro — pagas com salário economizado de professora, agora aposentada. Da China aos Estados Unidos, da República Tcheca à Grécia, da Austrália ao México. Ela perdeu a conta dos países que conheceu — e dos quais vem acumulando memórias: um inesperado solo de oboé numa igreja em Praga, os chiques cafés de Viena, as pontes de Budapeste...

Um pouco mais tarde na vida, aos 55, a fluminense Márcia encontrou nas viagens o remédio para a depressão. Quando se aposentou

---

[1] Nota da autora: o artigo foi publicado em abril de 2021 e Joana faleceu de câncer em maio de 2022, antes de voltar a viajar.

com 30 anos de serviço, Márcia só tinha 51 anos de idade e achou que finalmente ia conseguir fazer tudo o que o emprego em tempo integral impedia. Logo descobriu, porém, que a vida estava perdendo o sentido. Para piorar, as filhas saíram de casa para tocar a própria vida. Vieram a depressão, os remédios, os pensamentos ruins. Até que ela decidiu que sairia daquele buraco emocional viajando. E de uma maneira que poucos de nós teriam a coragem e a ousadia de fazer: mochilando. Desde 2018, tem percorrido o Brasil de norte a sul gastando o mínimo possível. Pesquisa muito para traçar os planos de viagem. Quando o avião é mais barato, vai de avião, mas em geral viaja de ônibus ou de carona (certa vez, isso incluiu um caminhão). E fica em *hostels*, o nome novo e chique para os albergues da minha juventude, lugares onde convive com viajantes jovens de todo o mundo.

Nesse contato com os jovens, Márcia descobriu o aplicativo WorldPackers, que conecta viajantes a anfitriões que querem trocar trabalho voluntário por hospedagem, alimentação e outros benefícios. Quando nos falamos, outro dia, ela estava em Búzios, prestando consultoria para o dono do *hostel*, mas já fez serviços de hotelaria em outras paradas. O site do WorldPackers oferece vagas em 140 países. Há viagens de intercâmbio, projetos ecológicos e de impacto social. Enquanto escrevo, uma fazenda em Barra de São Miguel, Alagoas, está precisando de carpinteiro e uma comunidade ecológica em Gouveia, Portugal, de jardineiro três horas por dia. Sem restrições de idade.

Como viajante, eu não tenho a bagagem da Joana nem a coragem da Márcia (@coroamochileira no Instagram). Quero crer, porém, que compartilhamos o desejo de desbravar o desconhecido, de sair pelo mundo experimentando sabores, sons e cores. Colhendo memórias. Memórias que alimentam o nosso espírito nos dias ruins e que fazem o coração bater acelerado com a expectativa da próxima viagem. Sim, porque um dia essa pandemia vai passar e voltaremos a percorrer esse imenso mundo de Deus, a passeio ou de férias, não importa. Porque o nosso destino é viajar.

Não temos segurança para envelhecer

Recentemente, eu e meu marido passamos algumas semanas viajando pela França. Fomos a grandes cidades, como Paris e Bordeaux, mas também a pequenos vilarejos de 1.000 habitantes e milhares de anos de história. Viajamos de trem, de carro e de barco. Essa foi minha primeira viagem à Europa desde que comecei a escrever sobre longevidade aqui em *Época Negócios*, há quase dois anos. E se eu puder extrair uma conclusão a partir das minhas observações é o quanto o Brasil está atrasado na oferta de produtos e serviços de turismo para as pessoas com mais de 60 anos. Mais que isso: em oferecer segurança (física, psicológica e financeira) para que possam aproveitar a vida e, assim, fazerem girar a economia.

Vimos dezenas de casais idosos viajando de *motorhome* porque, em qualquer pequeno vilarejo, há estrutura para que possam estacionar, reabastecer e, tranquilamente, sentar em cadeiras de praia enquanto apreciam o pôr do sol. Conhecemos o John, 71 anos, ginecologista da Califórnia, caminhando sozinho pelas ciclovias que acompanham o Canal du Midi, no sul da França. John nos contou que tinha concluído dias antes o caminho português, saindo do Porto, para Santiago de Compostela — o percurso francês, de 800 quilômetros, ele fez com 68 anos, também sozinho. Ele carregava apenas uma mochila leve e a reserva do próximo hotel. Pretendia caminhar por mais duas semanas antes de pegar o avião de volta.

Também conhecemos Alex e Louise, um casal de britânicos que passa seis meses na Inglaterra e seis meses no Riccall, um imenso barco de carga de 1938 com que gastaram seis anos convertendo numa casa sobre águas. Colocaram ar-condicionado nos quartos, televisão por satélite, painéis de energia solar e uma caixa de água potável com 1.000 litros — suficientes para até quatro semanas (um outro sistema filtra a água captada do local onde estão navegando para ser usada nos banheiros e nas máquinas de lavar roupa e louça). Fazem isso desde 2008, em geral de abril a novembro, e já navegaram pela França (várias vezes), Alemanha, Inglaterra e Bélgica, entre outros países. Eles não têm medo — como teríamos aqui — de encostar o Riccall na margem mais próxima para passar a noite, mesmo sem qualquer sinal de vida por perto.

Ah! Você pode contestar que eles são britânicos e, portanto, devem ter dinheiro? Provavelmente, sim, pelo menos uma boa aposentadoria. Mas não é isso que me parece o mais importante nas experiências relatadas acima. Sinto que jamais seremos um país que acolhe quem envelhece se não pudermos oferecer segurança de todos os tipos para o idoso escolher como quer viver seus últimos anos de vida. Dos diversos tipos de segurança, quero destacar a psicológica, muito difundida atualmente no ambiente de trabalho — aquela em que as pessoas se sentem seguras e confortáveis para serem elas mesmas, pois ainda não entrou nas discussões sobre envelhecimento no Brasil. Por fim, pergunto a você: quais as chances de eu ou você copiarmos as experiências de Alex e Louise aqui no Brasil? Quem teria coragem de colocar um barco como o deles navegando pelos rios da Amazônia?

SOBRE O TRABALHO

Em vez de emprego, projeto

Nós, que estamos navegando pelos 50 anos, somos a geração que aprendeu na marra um palavrão: empregabilidade. Foi ali, em meados dos anos 1990, que comecei a escrever sobre a necessidade de cada profissional cuidar da sua carreira. Deveríamos — escrevi isso muitas vezes — ter a capacidade de conseguir um emprego ou de nos mantermos no emprego. A empregabilidade não era uma escolha — fomos jogados aos tubarões por longos processos de reengenharia e *downsizing* empreendidos pelas empresas naquela década — que, na verdade, nunca mais pararam.

Eu digo que foi na marra porque ninguém nos preparou para aquilo. Nossos pais não podiam nos orientar porque fizeram a vida no emprego tradicional, sem sobressaltos do estágio até a aposentadoria. Nas revistas e jornais, não havia especialistas em carreira nos dizendo o que fazer. Os MBAs, hoje encontrados em qualquer esquina, ainda eram raridade. Os *coachings* e consultores de carreira surgiram bem depois. Não havia pesquisas no Google ou palestras do TED.

Pois bem: nós somos a geração que sobreviveu àquele tsunami. E, agora, mais uma vez, estamos diante de outro: como nos manteremos ativos pelas próximas décadas? De uma coisa eu tenho certeza: não será com emprego, especialmente para quem alcança os 50 anos na condição de ex-membro do mundo corporativo. Sim, você sempre pode mencionar esta ou aquela empresa que abriu programas para recrutar aposentados. Vamos ser sinceros: a quantidade é ridícula. Para uma sociedade que está envelhecendo em ritmo acelerado, a quantidade, repito, é ridícula. Se não é com emprego, como vamos nos manter ocupados — e, assim, mentalmente ativos — nas próximas décadas?

Obviamente, a resposta mais adequada para mim pode não ser a melhor para você. Ela vai depender de quanto dinheiro você tem guardado no banco, do quão diversificadas foram suas experiências profissionais e da qualidade do seu *networking*. Em última instância, vai depender se você quer ou precisa fazer alguma coisa. Na ausência de uma dica que resolva dúvidas coletivas, recorro à Vovó Neuza, como é conhecida Neuza Guerreiro de Carvalho, 90 anos. Blogueira desde 2008, essa bióloga formada pela USP em 1950 contou numa *live* cujo link tem sido compartilhado à exaustão por WhatsApp, como está se reinventando na velhice. "Na longevidade, é muito importante o conhecimento abrangente e formar novos grupos sociais", diz. "Outra coisa: tem que ter um projeto e tem que ter um propósito". Obrigada, Vovó Neuza.

Há limite de idade para ser CEO?

Há algumas semanas, o mercado soube que o executivo Milton Maluhy Filho, 44 anos, será o CEO do Itaú Unibanco a partir de fevereiro de 2021. Ele assume no lugar de Candido Bracher, que completa 62 neste dezembro. Pelo estatuto do banco, essa é a idade limite para o cargo. Na sequência, foi anunciada a saída de — como chamou a mídia — "dois veteranos" que concorriam à mesma vaga: Marcio Schettini, 56, e Caio Ibrahim David, 52. Preteridos, eles preferiram não esperar pela próxima janela de oportunidade já que Maluhy, se tudo der certo, ocupará o cargo por 18 anos.

A idade aparece com destaque nas duas notícias — o que me levou a pensar se a data de nascimento tem impacto no desempenho dos CEOs. Ou seja, a decisão do Itaú de encostar Bracher aos 62 tem algum fundamento científico? Será que o Itaú perderia o bonde da inovação se continuasse com um CEO — cruzes! — idoso? No meu livro *O Chamado — Você É o Herói do Próprio Destino* (Editora Atlas), no qual estudo a carreira de presidentes de empresas, cito trabalhos de Noam Wasserman e outros pesquisadores que detectaram que, em média, a performance do CEO (não importa a idade) explica 14% do total da variação do resultado da empresa. Pouco, não acha? Sim, principalmente, pela enorme importância relativa que costumamos dar aos ocupantes desse cargo.

No artigo acadêmico *CEO Age and the Riskiness of Corporate Policies*, que avalia a relação entre a idade do CEO e sua capacidade de tomar riscos, o professor Matthew A. Serfling, da Universidade do Arizona, nos Estados Unidos, chega a algumas conclusões curiosas. Entre elas estão: as ações das empresas lideradas por CEOs mais velhos sofrem menor volatilidade; investem menos em pesquisa e desenvolvimento, apostam mais na diversificação dos negócios e não gostam de alavancagem alta. No geral, escreve Serfling, as preferências de risco do CEO estão alinhadas às da empresa. Ou seja, se a empresa tem uma cultura de risco, ele também tende a ter.

Nas décadas de 1980 e 1990, um dos executivos de maior sucesso no Brasil foi Edson Vaz Musa, hoje com 82 anos. Engenheiro formado pelo ITA, Musa tinha 46 quando assumiu a liderança local da então multinacional francesa Rhodia. A empresa experimentou anos de glória sob sua liderança, mas Musa a deixou aos 58 — idade limite que ele mesmo estabeleceu para os executivos da empresa se aposentarem. Musa foi pendurar as chuteiras em Paris, certo? Errado. Ao longo desses 24 anos, Musa comprou a Caloi, virou consultor e conselheiro de grandes empresas e, numa reunião que tivemos antes da pandemia, demonstrou estar saudável, esbanjando vitalidade e cheio de projetos.

É difícil dizer se Musa continuaria ou não a ter o mesmo impacto se tivesse permanecido como CEO. Tampouco podemos dizer se Bracher é um risco ao futuro do Itaú. O que me parece plausível é que Musa ainda tinha muito o que fazer aos 58 e que Bracher, pelo que podemos inferir de suas *lives* e entrevistas, está ativo, muito ativo. Com certeza, ainda fará muitas contribuições por aí. Da próxima vez que as empresas falarem de diversidade e inclusão, precisamos olhar seu estatuto. Será que o preconceito de idade não está começando no topo da hierarquia? O nome técnico disso é etarismo.

Entre a automação e a demissão

Quando eu comecei no jornalismo, não havia computador, celular, internet. Encontrávamos os entrevistados pela lista telefônica. Só havia dois modos de entrevistar alguém: por telefone fixo ou pessoalmente. O meu primeiro grande chefe, Aroldo Murá, me ensinou o ofício de repórter rabiscando nas laudas e mandando reescrever várias vezes antes de despachar para a impressão. O cesto de lixo terminava o dia transbordando de textos descartados. Hoje, revisamos roteiros em tempo real, várias pessoas trabalhando simultaneamente no mesmo arquivo digital. Qualquer pessoa no mundo pode ser encontrada pelo Google e entrevistada por celular, e-mail, WhatsApp ou plataforma de reunião *online*.

Muita coisa mudou desde meados dos anos 1980 e vamos ter que aceitar que vai continuar mudando. Automação, inteligência artificial e internet das coisas já chegaram às fábricas. No estudo *Envelhecimento e Automatização, Ameaças Gêmeas*, de 2018, a consultoria Mercer descreve os impactos negativos da automatização para os "trabalhadores mais antigos". Segundo a Mercer, o mercado de trabalho global estaria enfrentando dois riscos: o envelhecimento generalizado da população e a automação do trabalho. Aparentemente, esses dois fatos são irreconciliáveis: ou você é jovem e naturalmente conviverá com "máquinas que pensam" ou você é velho e será descartado.

A única esperança para os "trabalhadores mais antigos" seria a educação. O estudo da Mercer nota que profissionais de nações que investem mais em ensino superior correm riscos menores de serem descartados. "Educação e reeducação são ferramentas evidentemente importantes para garantir que os trabalhadores mais velhos permaneçam qualificados e relevantes para o trabalho", escrevem os autores da pesquisa. Eles alertam ainda que os trabalhadores mais velhos são muitas vezes indevidamente demitidos porque as empresas esquecem que eles podem "fornecer continuidade, orientação e estabilidade ao local de trabalho".

Para mim, o que de fato está errado é que as empresas têm deliberadamente feito a escolha de descartar os "trabalhadores mais antigos" por preconceitos que estão enraizados na cultura organizacional. Quando agem assim, qual mensagem estão passando aos jovens e ambiciosos funcionários? Aproveitem enquanto podem, pois sua hora de ser descartado também vai chegar. Se os temas do momento são diversidade e inclusão, essa é mais uma prática que precisa ser revista.

Como bem escreveu Blair Shepard, líder global de estratégia e liderança da PwC no estudo *Workforce of the future*: "Para ficar à frente, você precisa se concentrar em sua capacidade de se adaptar continuamente, envolver-se com outras pessoas nesse processo e, o mais importante, manter seu senso de identidade e valores essenciais. Para os estudantes, não se trata apenas de adquirir conhecimento, mas de como aprender. Para o resto de nós, devemos lembrar que complacência intelectual não é nossa amiga e que aprender — não apenas coisas novas, mas novas maneiras de pensar — é um esforço para toda a vida". Não é exatamente isso que nós, os 50+, temos feito desde que entramos no mercado de trabalho?

Quem é o seu mentor?

S idnei Basile foi uma das pessoas mais importantes da minha vida profissional. O jornalista morreu precocemente, aos 64 anos, em março de 2011. Nos tempos em que foi meu chefe direto, mas especialmente depois, eu o tinha como meu mentor informal, aquela pessoa para a qual eu recorria nos momentos de insegurança e indecisão. Sempre que eu pedia, ele encontrava tempo na agenda para me acolher e me aconselhar, apesar de todos os seus outros afazeres. Sei que não fui a única a ter esse privilégio — e isso só mostra o quanto o exercício da mentoria era natural de sua personalidade.

Pensei nele hoje ao refletir sobre a necessidade de cultivarmos mentores em toda a vida, não apenas quando estamos no auge da carreira, galgando os degraus corporativos. A gente tende a achar que mentoria é para jovens que ainda não sabem o que querem da vida. E talvez esse erro venha da origem da palavra, que é bem mais antiga do que muitos imaginam. Num dos trechos da *Odisseia*, o épico poema atribuído a Homero, Ulisses é levado sem querer a combater na Guerra de Troia, deixando em Ítaca a mulher e o filho, Penélope e Telêmaco. Antes de partir, o herói confia a formação do menino a um sábio e amigo de nome Mentor.

O problema de limitarmos a mentoria aos jovens é que continuamos precisando de ajuda depois dos 50, 60 anos. Salvo exceções, chegamos a essa idade sem saber o que faremos com a vida que ainda nos resta. Queremos parar de trabalhar? Queremos trabalhar de forma flexível? Onde estão as oportunidades adequadas ao que eu sei, quero e posso fazer? No artigo *The Importance of Lifelong Mentorship*, Julie Miller, cientista do MIT Agelab, pergunta: "Onde as pessoas que estão próximas da aposentadoria ou já estão aposentadas procuram orientação sobre seus próximos passos?". Segundo ela, nós precisamos de um apoio que vai além dos workshops de aposentadoria realizados pelo pessoal de recursos humanos e que também é diferente de fazer terapia e de conversar com amigos. Resumindo: estamos numa fase da vida em que continuamos precisando de um mentor ou mentora, aquela pessoa que nos conhece pessoal e profissionalmente, está atualizada sobre o mercado e que gosta da gente a ponto de nos ajudar desinteressadamente.

Na Jornada do Herói, conceito apresentado pelo americano Joseph Campbell no livro *O Herói de Mil Faces*, de 1949, os mentores são personagens que fornecem a quem se aventura dons e amuletos que o/a ajudarão a vencer os males que estão por vir. Os mentores ensinam e protegem o herói. Campbell os chama de "velho/velha sábia", mas eles podem se expressar de outras formas. Lembro que uma das conclusões da minha dissertação de mestrado (depois transformada no livro *O Chamado,* de 2016) foi que todos os presidentes de empresa da minha pesquisa declararam ter tido mentores ao longo da vida corporativa.

Fico pensando quais são as barreiras psicológicas que nos fazem achar que já somos sábios o bastante para não precisar de ajuda. Se o mundo lá fora é desconhecido, que mal faz pedir para alguém iluminar o caminho? A mentoria à qual me refiro, embora tenha a mesma origem, nada tem a ver com os programas formais de *mentoring*, muito propagandeados pelas empresas atualmente. O seu mentor ou mentora pode ser escolhido dentro do seu círculo de confiança, pode ser um ex-chefe, um tio ou mesmo seus pais — o importante é que haja confiança mútua. Por meio de *feedback* e suporte psicológico, essa pessoa vai ajudar você a seguir sua aventura neste planeta com mais leveza e menos incertezas.

Adeus ao mentor que se foi

Uma das coisas tristes da idade é a perda das pessoas que fizeram parte da nossa história. Cada vez que uma vai embora, é como se um pedaço de nós também partisse. Neste começo de ano, um buraco se abriu na minha existência com a morte de Aroldo Murá Haygert, aos 82 anos, de câncer, em Curitiba. Eu tinha 21 anos, estava terminando o curso de jornalismo na Universidade Federal do Paraná, quando fui indicada pelo colega de classe André Nishizaki para uma vaga no *Jornal Indústria & Comércio*, que o professor Aroldo, como é conhecido devido às muitas gerações de jornalistas que formou, dirigia. Não era meu primeiro emprego, mas era o primeiro em que exerceria de fato as funções de jornalista: entrevistar e escrever sobre temas sérios (antes, tinha sido repórter num daqueles jornais que, como costumamos dizer em conversas privadas de jornalistas, se espremesse, sairia sangue). Ele era um homenzarrão de 40 e tantos anos, cuja presença incutia temor e respeito, mas um poço de gentileza e generosidade — o chefe que me forjaria no ofício do jornalismo.

O professor Aroldo tinha assumido a missão de transformar o *I&C*, jornal voltado aos temas de economia e negócios, num dos melhores do Paraná. Por isso, a redação exalava aquela emoção suspensa de que algo extraordinário estava acontecendo. Ele era rígido — sem nunca ultrapassar os limites que hoje seriam chamados de assédio moral — com a qualidade das nossas reportagens, ainda escritas em máquinas de datilografia. Os textos eram digitados em laudas de papel, divididas ao meio: um lado era reservado à reportagem escrita pelo jornalista; o outro, para as correções do editor. Nos primeiros tempos, sem experiência nem maturidade profissional, as minhas laudas voltavam da sala do professor Aroldo rabiscadas, cheias de anotações, quase nada se aproveitava. Era preciso reescrever os textos quantas vezes fosse necessário.

A idade faz com que a gente enxergue com mais clareza quem e quais fatos tiveram influência na nossa trajetória. Eu não sabia na época o quanto estar naquele lugar e naquele momento com aquele chefe seria importante para tudo o que fiz depois. Hoje eu sei que nos cinco anos que passei sob a mentoria do professor Aroldo aprendi a entrevistar, a escrever e a liderar equipes, competências que me abriram muitas outras portas depois. Nunca esqueço que, ainda nos anos 1980, quando eu era uma jovem chefe de reportagem, muito antes de diversidade de gênero ser um tema, ele me dizia que o segredo de uma boa equipe era ter metade homens e metade mulheres. Acredito que o reconheci em vida, mas fico na dúvida se foi o suficiente. Vou sempre achar que foi pouco — se você teve alguém assim na sua vida, reconheça, reconheça, reconheça.

Na última vez que o visitei em Curitiba, às vésperas do Natal de 2021, o professor Aroldo me pareceu igual ao que sempre foi, com a mesma energia para falar das coisas do Paraná — embora gaúcho, se considerava um paranista e escreveu 13 edições de perfis biográficos para a coleção *Vozes do Paraná — Retratos de Paranaenses* —, o mesmo interesse sobre o que eu estava fazendo, a mesma curiosidade sobre onde o Geraldo, meu marido, estava trabalhando. Não faz muito tempo, no meio de uma reunião, o meu telefone tocou. Era ele — havia ligado sem querer. Pediu desculpas rapidamente, me disse que estava tudo bem e desligou. E foi assim, sem querer, que nos falamos pela última vez. Espero ter honrado seu nome até aqui e, se a vida me permitir, passar adiante o que aprendi e vivi sob sua batuta. Muito obrigada, professor Aroldo, por ter acreditado em mim e, mais importante, ter me transmitido as ferramentas que me levaram muito mais longe do que aquela jovem de 21 anos poderia sonhar.

Amigos para a vida

Eu fiquei alguns anos desorientada depois que deixei um emprego de quase duas décadas. Algo havia se rompido na minha estrutura: quem eu era sem aquele sobrenome corporativo que me abria portas de pessoas e conhecimentos? O que seria de mim sem a proteção daquela árvore frondosa onde conheci meus amigos, meu marido e a metade dos CEOs do país? Quando a empresa rompeu seus laços comigo, me abandonou à própria sorte. Meu marido comentou na época, se referindo à bolha em que eu vivia: "Agora, você vai conhecer a vida como ela é". Sei que a minha história não é especial nem única. Pelo contrário: é o trivial dos relacionamentos entre empresa e empregado. Poderia ser diferente? Nos últimos tempos, convivi com um grupo de profissionais que me convenceu que, sim, é possível deixar um emprego sem romper relações com a empresa.

Albino Campos, 71, Carlos Cardoso, 73, João de Oliveira, 72, Rubens Paulella, 78, e Vilien Soares, 76, trabalharam décadas na Rhodia. Os cinco deixaram o emprego quando se aposentaram, cada um a seu tempo. Desde então, preservam os laços entre eles e com a empresa por meio da Associação Ródano, que reúne pessoas que têm ou tiveram alguma ligação com a Rhodia. A maioria dos associados tem mais de 60 anos e está aposentada. A entidade faz eventos regulares, tem um site, páginas em redes sociais, mas não é apenas isso que os une: o que os conecta é a relação especial que tiveram com uma empresa que marcou suas vidas. A Ródano é o ponto de encontro para lembrar o passado, mas também para dar sentido ao presente sem o sobrenome corporativo.

Muito se fala hoje de *employer branding*, mas são raras as organizações que podem se orgulhar de contar com uma associação de ex-funcionários. As faculdades incentivam as entidades de ex-alunos e as firmas de consultoria costumam preservar os laços com quem se foi. Entre as multinacionais, HP, ABB, Citi e SAP são referências no tema. No entanto, desconheço no Brasil algo similar à Ródano, criada e mantida por ex-colegas de trabalho, um espaço onde preservam o vínculo entre eles e deles com a empresa, fazem *networking*, encontram novas oportunidades de carreira e trabalho, dão e recebem referências e, claro, confraternizam.

A relação de Cardoso — que foi meu entrevistado nos anos 1990 —, Vilien, Paulella, João e Albino — que conheci há cerca de dois anos — com a Rhodia é tão forte que eles se juntaram para produzir um livro que registrasse o período em que lá trabalharam. Não um livro de oba-oba, estilo coluna social, para vangloriar-se dos próprios feitos, mas que inspire outros executivos, acadêmicos e estudantes interessados em conhecer mais sobre uma empresa que respirava inovação. Enfim, que resgatasse um pouco da história da indústria brasileira, da qual a Rhodia — hoje, uma empresa do grupo belga Solvay — sempre foi uma protagonista. Eu tive o privilégio de organizar *Rhodia — Cultura de Inovação e Legados de uma Empresa Centenária* (lançado em junho pela editora Qualitymark) e de presenciar a empolgação com que os cinco e mais algumas dezenas de entrevistados descrevem o amor pela marca. Isso é *employer branding* — e não custa um centavo para a Rhodia/Solvay. Aliás, se eu pudesse dar um conselho para Daniela Manique, atual CEO da companhia, é para que cultive com muito carinho esse patrimônio de reputação.

Jovem, prepare-se para trabalhar por 60 anos

O primeiro registro na minha carteira de trabalho foi feito quando eu tinha 18 anos. Durante alguns meses, conciliando com o primeiro ano da faculdade de jornalismo, trabalhei como caixa em um supermercado em Curitiba. Ou seja, em breve completarei 40 anos de jornadas diárias nunca inferiores a oito horas. Confesso a você: eu gosto do que faço, já estou na segunda carreira, mas, olhando em retrospectiva, me parece que foi suficiente. Não quero parar, mas gostaria de transferir minha aula de pilates das 7h — único horário que cabe na agenda atual — para o meio do dia. Acho que eu seria mais feliz se pudesse acordar sem o despertador.

Por isso, não pude deixar de me assustar com um recente estudo do Stanford Center on Longevity, ligado à Universidade Stanford, nos Estados Unidos, avisando que as novas gerações devem se preparar para uma carreira de seis décadas ou mais. Uma criança americana que tem hoje 5 anos de idade, estimam os pesquisadores, pode esperar viver 100 anos — e, no curso dessa vida longeva, vai trabalhar ao menos 60 deles. Se retirarmos o começo e o fim da vida, vai ser labuta dos 20 aos 80. Nos Estados Unidos, em média, as pessoas se aposentam aos 62. Pelo INSS, no Brasil, os homens precisam ter ao menos 65 e as mulheres, 62. Tanto lá quanto cá, a ideia de trabalhar mais duas décadas parece tenebrosa. Os pesquisadores alertam, no entanto, que para isso dar certo, nós, como sociedade, precisaremos redesenhar a forma como trabalhamos, que hoje é inflexível e desconectada do ritmo de cada estágio da vida.

Como seria esse novo desenho do trabalho? Laura Carstensen, diretora do Stanford Center on Longevity, que supervisionou o relatório, disse ao jornal *The Atlantic* que, em primeiro lugar, precisamos dar um basta ao excesso de trabalho na meia-idade, justamente quando nossos filhos (e muitas vezes nossos pais) mais precisam de nós. A soma de responsabilidades no trabalho e em casa atinge um pico na idade adulta, o que pode ser estressante, especialmente para as mulheres. A solução, segundo Carstensen, é permitir que os trabalhadores aumentem ou diminuam suas horas ao longo da carreira, conforme as responsabilidades que têm na vida pessoal. Assim, pais com crianças pequenas reduziriam temporariamente a carga horária, retomando um ritmo normal (ou até mais intenso) quando a pressão por cuidado familiar diminuir. A expectativa é de que medidas assim permitam que as pessoas, quando estão no emprego, sejam mais criativas e mais produtivas.

A aposentadoria também precisaria ser reescrita. Para muitos, esse ainda é um período da vida sem obrigações, como se fossem 365 dias de férias. Se compararmos o excesso de pressão na meia-idade com a ausência de pressão na aposentadoria, nossa vida está desequilibrada. "Somos superutilizados na meia-idade e subutilizados após os 65 anos", disse Carstensen ao *The Atlantic*. Esse desequilíbrio tende a aumentar na medida em que as pessoas não apenas vivem mais, mas também permanecem mais saudáveis por mais tempo. Não seria bom se a gente não precisasse esperar a aposentadoria para ter mais tempo para a família e para os amigos? Que o trabalho não nos levasse os anos de maior energia, disposição e vontade de experimentar o mundo? Cabe às novas gerações fazer essa mudança. Da minha parte, não peço muito. Apenas quero mudar meu horário do pilates.

Nem todos os 60+ gostam de bege

Notícias interessantes estão surgindo na economia da longevidade. A BMW mudou o painel de seus carros ao reconhecer que a maioria dos compradores têm mais de 55 anos e, portanto, precisam de mostradores maiores. Por fora, o carro continua o mesmo, mas as modificações internas melhoraram a experiência do adulto mais velho. A Nike, que sempre direcionou seu marketing para clientes de 18 a 34 anos, revisou sua estratégia para responder às necessidades de homens e mulheres em todos os esportes, independentemente da idade. Os dois casos são contados por Susan Golden no livro *Stage (Not Age): How to Understand and Serve People Over 60 — the Fastest Growing, Most Dynamic Market in the World* (Etapa: não idade: como entender e atender pessoas com mais de 60 — o mercado mais dinâmico e que mais cresce no mundo, em tradução livre).

No livro, publicado em junho de 2022 nos Estados Unidos, Susan defende que as empresas envolvam os idosos no design dos produtos. Em entrevista para a série *Author Talks*, da consultoria McKinsey, ela diz que "não é razoável pensar que os jovens entendem os desejos e necessidades de um adulto mais velho; então, traga um adulto mais velho para sua equipe e tenha uma força de trabalho multigeracional. Isso agregará valor e, como resultado, sua equipe será mais produtiva". Susan, que é professora na Stanford Business School e já trabalhou em *venture capital*, foca suas aulas na interseção entre longevidade e inovação. Segundo ela, as pessoas com mais de 60 anos compõem um mercado global de 22 trilhões de dólares, que está pronto para ser desbravado pelas empresas que repensarem a forma como enxergam os idosos.

Susan mostra o caminho para esse repensar já no título do livro: dedique-se a investigar a fase da vida do cliente potencial, e não a sua idade. As pessoas com mais de 60 anos não são iguais. "Você pode ter um idoso de 80 anos trabalhando ou correndo maratonas como o Dr. Anthony Fauci e sendo tão vibrante quanto um homem de 40", diz Susan, se referindo ao imunologista americano, principal assessor médico da Casa Branca. Ou seja, nem todos os 60+ estão em declínio, são frágeis e gostam de bege. Há uma grande diversidade de perfis entre os 60 e os 100. A pergunta a ser feita, ensina Susan, é: "Em que estágio da vida alguém está e de quais produtos e serviços vai precisar?".

As oportunidades de negócios para a longevidade estão nos mais variados segmentos: entretenimento, viagens, educação, saúde, habitação, transporte, bens e serviços de consumo, design de produtos, tecnologia, serviços financeiros e muitos outros. Mas Susan alerta: somente "serão beneficiados os profissionais de marketing que desaprenderem o que pensam que sabem sobre essa população crescente". A economia da longevidade inclui empregos, produtos e serviços que estão (ou serão) criados para apoiar uma vida longa e saudável. O livro de Susan é um guia prático de como as empresas que já existem podem ter uma estratégia para o consumidor 60+, mas também dá dicas para empreendedores e inovadores de como aproveitar as oportunidades desse mercado.

Por fim, mais uma contribuição de Susan para o eterno debate de como devemos chamar esse estágio da vida. Ela acha importante abandonar as palavras "aposentadoria", "sênior", "prata" e "idoso", pois têm uma conotação de fim e colocam todas as pessoas na mesma cesta. Ela prefere uma palavra nova, que eu ainda não tinha ouvido: *furtherhood*, em inglês, que traduzi grosseiramente para "ir além", uma geração que está indo mais longe do que o esperado. Alguém tem uma tradução melhor? Estou aceitando sugestões.

Estamos de olho na sua marca

A atriz Lília Cabral surge ajustando a câmera antes de perguntar para nós, os telespectadores, o que mais procuram a seu respeito na internet. A resposta aparece na tela: idade. Lília tem 63 e está ali num comercial de O Boticário para mostrar um produto de cuidados faciais. O que pretendo destacar aqui não é apenas a iniciativa da empresa paranaense de colocar uma mulher naturalmente bela (em oposição a uma artificialmente bela) para estrelar o vídeo, mas uma frase no meio do texto que ela diz mostrando o vidro: "E eu gosto assim, oh!, escrito bem grande o que tem dentro". O comercial está no ar enquanto escrevo esta coluna, mas se você perdeu pode procurar no YouTube.

Pelas projeções do IBGE, em 2043, 25% dos brasileiros terão mais de 60 anos, enquanto os jovens menores de 14 anos serão 16%. Mesmo assim, a maioria das empresas brasileiras continua ignorando que uma das contraindicações da idade é que perdemos a visão. No meu caso, desde 2014, perco meio grau por ano. E, segundo a minha oftalmologista, vou continuar assim até o momento em que as visões de perto e de longe se deteriorarem ao ponto de a cirurgia ser recomendada. Está difícil ler rótulos no supermercado, pois eles parecem cada vez menores. Imagine, então, tirar dúvidas sobre o creme para a pele quando se está ali sonolento, rosto lavado, óculos esquecidos no quarto. Por isso, gosto tanto da iniciativa de O Boticário de escrever em letras grandes no frasco o nome do produto.

A displicência com as pessoas 50+ não aparece apenas nas embalagens. Outro dia, lendo a revista *Piauí*, usando óculos, não consegui decifrar os logotipos dos patrocinadores que assinavam o anúncio de um evento. Marcas pagaram para serem vistas ali, mas quem desenhou a página ignorou uma parcela considerável do público. Uma ressalva: as bulas de remédio melhoraram muito nos últimos anos tanto na clareza das informações quanto no tamanho das letras. Para isso, há alguns anos, a Anvisa precisou intervir determinando padrões mínimos no tamanho das letras e no espaçamento, entre outras coisas. Tenho visto, porém, que alguns laboratórios estão fazendo melhorias por conta própria, o que deve ser aplaudido.

"Nós vivemos em um mundo dominado pelo culto à juventude, no qual ser jovem é ser melhor e envelhecer é uma maldição", diz o escritor escocês Carl Honoré, 53, autor do livro *Devagar* (Record). Honoré é tido como o precursor da filosofia do *Slow Movement*, um movimento que desafia o culto à velocidade dos nossos tempos. Segundo ele, nossa sociedade vem alimentando ideias tóxicas sobre o envelhecimento. Uma delas é a de que seríamos menos inovadores que os jovens. Os estereótipos, diz ele, fazem com que "muitas portas fiquem fechadas e muitos caminhos sem ser percorridos" porque "alguém nos disse que somos velhos demais para isso". Quando uma marca ignora quem eu sou, está tentando me dizer que aquele produto não serve pra mim. O que posso fazer? Simples: se não serve pra mim, eu não compro.

Por uma publicidade mais inclusiva

Há cerca de dois anos, o repórter Nick DePaula, da ESPN nos Estados Unidos, divulgou que a cantora Beyoncé havia abandonado uma reunião com a Reebok ao constatar que não havia diversidade na sala. Na época, a cantora estava realizando uma série de reuniões com marcas esportivas para escolher com quem lançaria roupas e calçados com seu nome. "Ninguém nesta sala reflete minha formação, minha cor de pele, de onde eu venho e o que quero fazer", teria dito (a Reebok negou). Recentemente, aqui no Brasil, a agência Artplan contratou a estrela do *BBB* Juliete Freire para protagonizar um comercial para o grupo educacional Estácio. Para gravar, ela exigiu ser dirigida por uma mulher negra.

O publicitário Marco Antonio Vieira Souto, 64, *head* de estratégia do Grupo Dreamers, dono da Artplan e de outras 14 agências de comunicação, enxerga esses movimentos como um alerta para quem ainda não colocou o combate ao preconceito de idade na agenda de diversidade, inclusão e equidade: os 50+ também estão chegando para exigir o seu espaço. Na publicidade, a presença de pessoas com mais idade depende da quebra de um paradigma de muitas décadas: o culto ao jovem na nossa sociedade. De onde vem isso? Marco Antonio, citando o historiador Jon Savage, autor do livro *A Criação da Juventude*, diz que esse culto nasceu com os *baby boomers*, a geração do pós-guerra. Como a taxa de natalidade explodiu, logo havia mais jovens que velhos. Claro que a indústria americana colocou toda sua estrutura midiática — filmes, revistas, publicidade — para reverenciar os *teens*.

No meio do caminho, quem não se lembra?, ainda tivemos o movimento estudantil dos anos 1960 que gritou atrás das barricadas: não acredite em ninguém com mais de 30. "A gente vem vivendo essa história até hoje", diz o publicitário. Além disso — ou por causa disso — a criatividade virou um território do jovem. Nas agências de publicidade, os criativos eram os que desafiavam os protocolos de vestimenta e comportamento. "Ainda existe essa ideia de que a criatividade está localizada nas gerações que estão chegando, pois teriam um olhar mais fresco sobre o mundo. Isso é uma falácia. Quando se faz uma releitura ou se recicla uma ideia, surge algo criativo, que não é necessariamente novo", diz Marco Antonio. Por outro lado, as marcas assumiram o culto à juventude. Usar uma atriz com mais de 30, 40 anos, meu Deus, que ultraje! Era (ainda é?) sinônimo de marca velha.

Se a pirâmide demográfica já mudou, por que o envelhecimento da população ainda não é refletido na publicidade? Marco Antonio, que se declara um otimista, acha que já está mudando. "O mercado 50+ ganhou uma dimensão quantitativa muito forte, não pode mais ser ignorado", diz. "A indústria da beleza, por exemplo, está começando a entender que não existe *anti-age*, que isso é uma fraude mercadológica. Eu não quero evitar a idade, mas quero saber como viver de maneira prazerosa e saudável essa prorrogação que a ciência me deu." Trata-se de uma mudança que começa, segundo ele, dentro das agências, com equipes formadas com todos os tipos de diversidade, operando em *squads*, pequeno grupo multidisciplinar que trabalha sem a hierarquia tradicional. Essas equipes têm que levar aos clientes propostas que já tragam a diversidade dentro da peça. "A gente ainda vai ouvir muitos nãos, mas precisamos levar." Que bom que tem alguém genuinamente preocupado em mudar o mundo.

SOBRE A SAÚDE

Nem tudo que parece Alzheimer
é Alzheimer | Diagnóstico

No tempo dos nossos avós, quando um idoso começava a se atrapalhar com as coisas do dia a dia, dizia-se apenas que era velhice. Atualmente, a tendência é que a pessoa receba um diagnóstico de doença de Alzheimer. No entanto, é um risco grande colocar todas as demências no mesmo balaio. O alerta é do professor Orestes Forlenza, do Instituto de Psiquiatria do Hospital das Clínicas da Faculdade de Medicina da USP. "Nem todas as demências são Alzheimer e nem tudo que parece Alzheimer é Alzheimer", me diz em entrevista de vídeo, num fim de tarde de maio. Forlenza tem especialização em psiquiatria geriátrica pela Universidade de Londres (Institute of Psychiatry, Section of Old Age Psychiatry), área que faz interface entre a neurologia, a psiquiatria e a geriatria. Seus pacientes, em geral, têm mais de 60 anos.

Primeiro é importante dizer que demência não é uma doença, mas um conjunto de sintomas cognitivos e sociais que interferem nas funções diárias. Esquecimento, perda da habilidade para fazer contas e dificuldades na fala são alguns desses sintomas. São persistentes e progressivos. Vão desde prejuízos na capacidade de cuidar de si mesmo — se vestir, se alimentar — até outras coisas mais complexas, que exigem processamento mais profundo, como planejamento e controle. "Um lavrador, cuja atividade exige pouca habilidade cognitiva, consegue conviver com certo grau de demência; já o contador, não consegue", diz Forlenza. Segundo ele, entre 50% e 60% dos casos de demência são causados pelo Alzheimer. Os demais são derivados de um universo grande de outras causas, como a demência traumática, a doença de Huntington e o Parkinson. Um exemplo é a doença de Late (l=límbico; a=*age related*; t=TDP-43; E=encefalopatia), que é muito semelhante ao Alzheimer e aparece em pessoas acima de 80 anos, mas é causada pelo acúmulo de proteínas

TDP-43 no cérebro. Até recentemente, os portadores de Late recebiam diagnóstico de Alzheimer.

O diagnóstico específico — que inclui exames clínicos, laboratoriais, neurológicos e psiquiátricos — é importante para o tratamento correto. Entre os exames, Forlenza leva em grande consideração os biomarcadores do Alzheimer, que podem ser colhidos tanto por imagem cerebral quanto por exame do líquor. Biomarcador, ou marcador biológico, pode ser uma célula, uma molécula, um gene ou outro elemento que identifica uma determinada doença. "Eles nos dão confiabilidade no diagnóstico e podem predizer a demência", diz Forlenza. Uma descoberta recente que nos interessa (e muito) é que os biomarcadores permitem identificar o Alzheimer antes do aparecimento da demência. Ou seja, é possível detectar um transtorno neurocognitivo leve, um comprometimento menor, antes da fase da demência — e, assim, antecipar o tratamento para evitar as perdas cognitivas lá na frente.

Se não existe cura para Alzheimer, por que isso é importante? Forlenza lembra que os tratamentos existentes hoje desaceleram o avanço, retardam, mas não recuperam danos já causados. Ou seja, se a pessoa perdeu parte da memória, ela não voltará. Tipicamente, o processo degenerativo leva em média de oito a 12 anos para se instalar completamente. Daí a importância do diagnóstico precoce e correto. Em 95% dos diagnósticos de Alzheimer, é encontrada a combinação de três fatores: presença de amiloide (substância glicoproteica), acúmulo de tau (proteína encontrada nos neurônios) e a ocorrência de neurodegeneração. No próximo artigo volto ao tema para falar sobre a polêmica em torno da aducanumab, na qual Forlenza deposita grandes esperanças — e eu também.

Nem tudo que parece Alzheimer
é Alzheimer | Tratamento

O próximo dia 7, segunda-feira[2], pode entrar para a história da doença de Alzheimer. É a data em que a agência americana FDA (Food and Drug Administration) vai avaliar se aprova ou não o uso da aducanumab, um tratamento imunoterápico do laboratório americano Biogen, de Cambridge, Massachusetts. Mesmo que receba o sinal verde, ela chega causando polêmicas. Em novembro do ano passado, um painel de especialistas externos do FDA sugeriu que ela não fosse aprovada, pois os estudos teriam mostrado "eficácia questionável". Não haveria evidências suficientes de que a droga experimental seja capaz de retardar a doença que destrói o cérebro.

A Biogen não promete curar nem reverter o Alzheimer. Alega que a droga diminui a taxa de declínio. Os medicamentos atuais aliviam apenas temporariamente os sintomas e nenhuma novidade surgiu nas farmácias desde 2003. A nova droga ajudaria a eliminar do cérebro aglomerados nocivos de uma proteína chamada beta-amiloide (que se acredita estar ligada à redução da memória e da função cerebral), que é uma das três características que permitem dar um diagnóstico 95% certeiro de que o paciente tem Alzheimer. As outras duas são o acúmulo de tau (proteína encontrada nos neurônios) e a ocorrência de neurodegeneração. O professor Orestes Forlenza, do Instituto de Psiquiatria do Hospital das Clínicas da Faculdade de Medicina da USP, é otimista em relação à aducanumab, desde que usada precocemente — antes da perda cognitiva. "É um erro achar que, se removermos a amiloide, trataremos o Alzheimer. Fazer isso quando o dano já está feito não repara o dano", diz Forlenza. "Precisamos evitar que o prejuízo aconteça."

---

[2] Nota da autora: a FDA aprovou a aducanumab no dia 7 de junho de 2021.

COISAS QUE APRENDEMOS COM O TEMPO

O problema da Biogen é que os dois estudos clínicos exigidos pela FDA deram resultados diferentes. Cada um envolveu cerca de 1.650 pessoas e ambos foram interrompidos no meio quando se detectou que a droga não estava funcionando. A Biogen alega que posteriormente um deles mostrou resultado positivo na dosagem mais alta tomada por um longo período de tempo. Segundo reportagem da *ABC News*, a American Academy of Neurology pediu ao FDA que, em caso de sinal verde, restrinja a prescrição porque o medicamento pode "prejudicar em vez de ajudar". O fato é que o futuro da Biogen está depositado na aducanumab. Em março do ano passado, quando os estudos foram divulgados, suas ações despencaram quase 30% num único dia.

Contra a aducanumab também pesa o fato de que será, muito provavelmente, uma droga caríssima por ser um medicamento biotecnológico feito de células vivas. Nenhuma estimativa de preço foi anunciada, mas sabe-se que sua administração será intravenosa uma vez por mês. Essa rotina mensal estava sendo seguida pelo desenvolvedor de *software* americano Jeffrey Borghoff, que tinha apenas 51 anos quando recebeu o diagnóstico de Alzheimer em estágio inicial. Ele se inscreveu em um dos estudos para a droga experimental da Biogen. Segundo disse à *Bloomberg BusinessWeek*, o remédio ajudou a retardar seu declínio cognitivo. Agora com 57 anos, Borghoff ainda pode cozinhar e passear com sua esposa, Kimberly, e seu cachorro. Ele é um dos que têm levantado a voz a favor da aducanumab — e vai acompanhar a sessão da FDA na primeira fila.

Nem tudo que parece Alzheimer
é Alzheimer | Prevenção

No filme *Para Sempre Alice*, Julianne Moore, 60, faz o papel de uma professora de linguística no auge físico e profissional. Certo dia, durante uma palestra, esquece uma palavra. Noutro, correndo pela cidade, esquece o caminho de volta para casa. Ao longo de uma hora e 39 minutos, acompanhamos seu declínio provocado pela doença de Alzheimer. Com apenas 50 anos, ela vai perdendo a capacidade de realizar as tarefas mais cotidianas. Pelo papel, Julianne ganhou o Oscar e o Globo de Ouro, entre outros prêmios de melhor atriz. A história é baseada no romance de Lisa Genova, pesquisadora em Harvard. Casos como o de Alice, de Alzheimer detectado antes dos 60 anos, são bem raros e são decorrentes de disfunção genética.

A grande maioria dos casos de Alzheimer surge mais tarde na vida, nem sempre com uma causa definida. Isso não quer dizer que não podemos nos prevenir das demências. O professor Orestes Forlenza, do Instituto de Psiquiatria do Hospital das Clínicas da Faculdade de Medicina da USP, diz que a prevenção é o único caminho enquanto não temos uma droga específica para tratar o Alzheimer. Algumas medidas estão ao alcance individual; outras dependem de decisões dos governos. "Se você tem algum componente que contribui para a demência, corrija o quanto antes", diz o médico. Ele cita as perdas visual e auditiva como indutores de declínio cognitivo. Use óculos, use aparelho auditivo, faça o que for necessário o quanto antes.

Entre as ações preventivas, Forlenza também recomenda tratar a depressão — "ela acentua a perda cognitiva e aumenta o risco de demência" — e adotar hábitos saudáveis: dormir bem, evitar álcool e drogas, fazer exercícios físicos. Na alimentação, opte pela chamada dieta mediterrânea, com cereais integrais, frutas, peixes, vegetais e azeite de oliva. Outras medidas não dependem inteiramente de decisão individual. É o caso da educação. Uma população escolarizada padece menos de demência. "A educação constrói mais reserva cerebral, torna a pessoa resiliente às demências", diz o psiquiatra. A taxa de analfabetismo dos brasileiros era de 6,6%, em 2019, de acordo com dados da Pesquisa Nacional por Amostra de Domicílios (Pnad) Contínua Educação. Estamos distantes, portanto, de países europeus, como Inglaterra, França e Finlândia, que estão conseguindo reduzir os casos de demência induzindo mudanças de hábitos na população.

Com o mundo envelhecendo, os casos de demência devem triplicar até 2050 — o que é péssimo do ponto de vista de saúde pública, mas um grande incentivo para pesquisadores e empresas investigarem novas formas de tratamento. Clientes não faltarão. "No futuro, teremos drogas específicas para tratar o Alzheimer, mas nada poderá ser melhor do que a prevenção." Faça a sua parte e preste atenção aos sinais iniciais de demência, sempre sutis e vagos: perda de memória frequente e progressiva, confusão, alterações de personalidade, apatia e isolamento, e perda da capacidade de executar tarefas diárias. Mas atenção ao alerta do professor Forlenza: há demências que acontecem sem perda de memória. De qualquer forma, se você não lembra o que está fazendo parado em frente à estante, talvez seja o caso de procurar um especialista.

A vida com Alzheimer — em Barcelona

O céu em Barcelona estava azul, sem nuvens, às 14h de lá, quando me conectei por Zoom com a arquiteta brasileira Adriana Manaia, 57. Ela estava com a mãe, Conceição, 84, na Praia Nova Icària, um programa que as duas fazem quase diariamente na temporada de verão. Como de costume, chegaram de ônibus e seguiram direto para a faixa de areia reservada às pessoas *descapacitadas*. A mãe de Adriana está em estágio avançado da doença de Alzheimer, não fala e precisa de cadeiras de rodas. "Ela está cada vez mais no mundo dela, mas percebo que fica feliz de vir à praia", me diz Adriana, que é a única cuidadora da mãe. Há algum tempo, a arquiteta decidiu se dedicar integralmente aos cuidados de Conceição. Para isso, conta na capital catalã com uma infraestrutura pública que a apoia em todos os momentos. Entre os itens de que as duas dispõem como cidadãs legalmente residentes em Barcelona, estão:

- Praia acessível com assistência para o banho: por meio de agendamento que pode ser feito pela internet ou celular, Adriana reserva o banho assistido para a mãe. Na hora de entrar na água, funcionários de uma empresa que tem a concessão da prefeitura (ou *Ajuntament*) a colocam numa cadeira anfíbia e a acompanham o tempo todo. Conceição tem direito a um banho assistido por dia, mas ele pode durar o tempo que ela quiser. Na hora de ir embora, ambas usam os *cambiadores*, vestiários instalados em contêineres adaptados, onde há trocadores de adultos, com sistema sobe e desce da bancada, que permite a Adriana dar banho e trocar a mãe. "Ela sai da praia limpinha." Barcelona tem três pontos como esse em diferentes praias;
- Saúde pública: nem Conceição nem Adriana possuem plano de saúde privado. Como residentes, as duas têm um número de

Seguridad Social que dá acesso aos serviços públicos de saúde. Há alguns meses, quando descobriu que a mãe estava com febre altíssima, Adriana chamou a emergência e Conceição foi levada a um hospital, onde ficou internada por uma semana, compartilhando o quarto com mais duas pessoas. "Para doenças graves, os melhores médicos e os melhores hospitais são os públicos", diz Adriana. "Quem tem plano de saúde só usa para cuidados menores, como dermatologista, aquelas especialidades que existem no sistema público, mas que as consultas podem demorar meses";

- Mobilidade urbana: até para não deixar a mãe sozinha, Adriana costuma levá-la a todos os seus compromissos, desde o supermercado até encontros com amigos. Se vão a pé, todas as ruas são adaptadas para a cadeira de rodas, com o rebaixamento de guias e pavimento diferenciado. Se vão de ônibus, os veículos possuem uma plataforma de acesso na porta central para subir a cadeira de rodas sem ajuda de terceiros. Nem Adriana, reconhecida oficialmente como acompanhante de pessoa com *descapacidade*, nem a mãe pagam passagem. Em último caso, quando está com o tempo limitado, Adriana chama um táxi da frota Taxiamic, pelo qual paga o valor da tarifa de ônibus (2,40 euros), sem limite de distâncias dentro da região metropolitana de Barcelona, já que a mãe dispõe de um cartão do Serviço de Transporte Especial;

- *Cuidador No Profesional* — Adriana é reconhecida pelo Estado espanhol como uma cuidadora não profissional, figura jurídica criada pela Lei de Dependência, que dá proteção a pessoas que estão fora do mercado de trabalho para cuidar de algum membro da família. Ela não é remunerada (a mãe, pela sua condição, recebe 380 euros por mês), mas o tempo de serviço como cuidadora vai contar para a aposentadoria, já que o Estado se encarrega de fazer os descontos à *Seguridad Social*;

- Adriana conta com o apoio de três fundações que se dedicam de formas diferentes ao Alzheimer. A Alzheimer Catalunya Fundació, que, além de divulgar a doença e de formar profissionais sanitários, tutela pacientes que precisam de ajuda. Nela, Adriana frequenta grupos de apoio com psicólogos e assistentes sociais. "Os cuidadores também são cuidados. Recebo ferramen-

A VIDA COM ALZHEIMER — EM BARCELONA

tas que ajudam no meu trabalho", diz a arquiteta. Na Fundación Pasqual Maragall, que se dedica principalmente à pesquisa do Alzheimer, Adriana, como filha de doente, é voluntária no Estúdio Alfa, uma investigação com horizonte de 30 anos de coleta de dados. Já a Fundación Ace acompanha Conceição do ponto de vista clínico dentro dos serviços públicos de saúde.

A Espanha é o 16º país no mundo na proporção de pessoas com mais de 65 anos em relação ao total da população: 18,8%. Não tem uma situação tão grave quanto Itália (22,4%) ou Portugal (20,8%), mas também está envelhecendo rapidamente. "Eu percebo que a Espanha tem muita consciência das doenças relacionadas ao envelhecimento", diz Adriana. "E, apesar das dificuldades atuais, está tentando se preparar para uma sociedade com mais idosos." E nós, brasileiros, que temos a população que mais rapidamente envelhece no planeta, o que estamos fazendo?

Recebeu o diagnóstico de demência. E agora?

Cerca de 10 milhões de pessoas no mundo recebem o diagnóstico de demência todos os anos. E se você for uma delas? O que fazer diante da notícia de que suas habilidades mentais, como memória, linguagem e raciocínio, aquelas coisas especiais que tornam você quem você é, entrarão em declínio progressivo até um fim inevitável? Conversei sobre o assunto com a médica geriatra Mariana Ramos Campanholo Garcia, 33 anos, que atende em São Carlos, interior de São Paulo. Em primeiro lugar, ela pergunta, essa é uma notícia que você quer saber? "Minha avó não quis saber", me conta Mariana, sobre Nair, 84 anos, que está com Alzheimer. Digamos que você queira saber — e que o seu diagnóstico veio antes da perda de suas habilidades cognitivas —, o que deve fazer depois?

A geriatra, que é especialista em medicina paliativa, separa as ações em dois grupos. O primeiro é o dos desejos. Ela recomenda programar aquelas coisas que você adiou ao longo da vida e que gostaria de realizar agora. Pode ser uma viagem, um reencontro com alguém do passado ou um pedido de perdão. "Programe momentos agradáveis enquanto sua capacidade cognitiva está preservada", recomenda. O segundo grupo é o das decisões práticas sobre a forma como você quer viver seus últimos momentos. Essas decisões podem estar descritas num Testamento Vital, uma declaração formal da sua vontade, ou serem expressas numa conversa com a família. Você precisa dizer a quais procedimentos médicos vai querer ou não ser submetido quando estiver incapacitado de manifestar sua vontade.

Pedi a Mariana para selecionar três decisões fundamentais relacionadas aos procedimentos médicos mais comuns na fase terminal de uma pessoa com demência. Ela citou quatro. A primeira é se você quer ou não ir para a UTI caso sofra complicações por causa da demência avançada. "A UTI é uma medicina invasiva, um ambiente hostil que priva o paciente da convivência da família", diz. Outro procedimento para sua lista é o uso de sonda nasogástrica para alimentação, um tubo fino e flexível que é colocado desde o nariz até o estômago em pessoas que perdem a capacidade de se alimentar normalmente. "Na nossa cultura latina, comer é vida. A pessoa com sonda perde o prazer de comer." Segundo ela, estudos já mostraram que a sonda não prolonga nem melhora a qualidade de vida dos pacientes. "Muitos vão viver, mas sedados para tolerar a sonda."

As duas últimas decisões citadas pela geriatra são mais complexas. Envolvem a manifestação da sua vontade em relação ao fim da vida em si. As infecções (urina e pneumonia costumam ser as mais comuns) tornam-se recorrentes na fase terminal das pessoas com demência. "A gente trata, reverte; ela volta, a gente trata e reverte; mas ela continua voltando. Até quando você quer postergar o sofrimento? É muito difícil colocar isso em testamento porque não dá para saber quantas recorrências são suportáveis", diz. A outra decisão é se você quer passar por reanimação cardiopulmonar ou diálises para continuar vivo. Mariana defende a ortotanásia, que é deixar a vida seguir por ela mesma, não prolongar artificialmente uma morte iminente. A medicina paliativa, que já deveria estar envolvida desde o começo do tratamento, vai ajudar o paciente a ter, nas palavras dela, "qualidade de vida e qualidade de morte".

Meu Pai, com Anthony Hopkins, vai me assustar para sempre

Desde que assisti ao filme *Meu Pai*, passei a seguir Anthony Hopkins nas redes sociais. Ele publica fotos e vídeos, com pouco texto. Ora são trechos de entrevistas em que discorre sobre o significado da vida, ora, cenas cotidianas, como a emocionada visita ao túmulo do pai, no País de Gales, onde nasceu. Ele não se preocupa em publicar todos os dias, segue poucos e é seguido por milhões. Demonstra estar bem de saúde física e mental. Exatamente o contrário do que apresenta o filme desnorteante pelo qual ganhou o Oscar de melhor ator.

Ao dar o *play* no filme, comprado de uma plataforma de *streaming*, eu não havia lido as críticas, sabia apenas que Hopkins interpretava uma pessoa idosa com problemas de memória. Não sabia o que me esperava. Por isso, demorei a entender que o diretor Florian Zeller estava, propositadamente, bagunçando com a minha mente. A certa altura, eu estava tão confusa quanto o personagem Anthony, sem saber o que era real ou imaginação. Em entrevistas, Zeller tem afirmado que essa era sua intenção, que o telespectador entrasse no mesmo labirinto do personagem. Ele conseguiu — e vou confessar: não é uma sensação boa. É muito, muito desconfortável. Assim como Anthony, a gente quer retomar o controle da história, mas não consegue.

O crítico Benjamin Lee, do jornal inglês *The Guardian*, escreveu que todo ano somos assustados por filmes de terror e suspense, mas que este ano o filme mais apavorante nem pode ser classificado assim. *Meu Pai*, diz o crítico, "é uma história que vai nos assustar por semanas". No meu caso, vai me assustar para sempre. Eu já convivia com o medo do Alzheimer, mas agora é diferente, porque Hopkins me mostrou o quanto essa confusão pode machucar, desorientar e horrorizar. E fazer sofrer quem amamos, como a personagem Anne, a filha interpretada por Olivia Colman. Sobre o personagem principal, Lee escreve que é "surpreendente e doloroso vê-lo tentar explicar racionalmente a si mesmo e aos que estão ao seu redor o que está experimentando".

Terminei o filme decidida a assisti-lo novamente, o que ainda não fiz. No meu modo racional e organizado de ver o mundo, preciso entender como o diretor mudou os apartamentos e os personagens só para me confundir e me angustiar. Gostaria de ler o roteiro, ver as explicações para cada cena. Gostaria de conversar com Anthony Hopkins, entender se ele pressente algo similar na própria vida. Eu, que vivo com a eterna sensação de que estou perdendo a memória, quero saber como ele, aos 83, decora falas complexas e coloca nelas a emoção certa, na quantidade certa. Numa entrevista recente, ele lembrou o quanto é inútil tentar controlar as coisas, que não temos controle de nada, que não conseguimos prever o que vai acontecer. Contou que ele não é mais tão ágil quanto antes, mas que mantém a mente ativa aprendendo, tocando piano e aproveitando cada dia da vida. Que assim seja com todos nós aos 83 e adiante. Muito obrigada, *sir* Anthony Hopkins, por existir.

Quer envelhecer bem? Abra um livro.

Já escrevi sobre minha péssima memória. É bem comum eu perguntar ao meu marido se "já assistimos" a um determinado filme ou para minhas irmãs sobre episódios da nossa infância. Sem a memória deles, meu passado seria um imenso buraco vazio, quase sem recordações. É exagero, claro, lembro de muita coisa, mas não enxergo uma lógica para que determinadas lembranças tenham sido armazenadas — como o chefe no corredor corrigindo um texto em que escrevi o pronome oblíquo "te", que ele detestava — e outras simplesmente terem sumido — como reportagens de capa que me consumiram dias e noites de trabalho e que preciso ser lembrada que escrevi, às vezes por um leitor e noutras pelo Google. Uma coisa, no entanto, tenho certeza: minha memória seria muito pior se eu não tivesse o hábito da leitura.

As pesquisas têm mostrado que a leitura melhora nossa capacidade cognitiva, que é a função usada pelo cérebro para pensar, ler, aprender, lembrar, raciocinar e prestar atenção. No artigo científico *Reading Habits Among Older Adults in Relation to Level and 15-Year Changes in Verbal Fluency and Episodic Recall*, os pesquisadores escreveram que "a leitura frequente de livros, mas não de revistas, foi associada a níveis mais altos de fluência verbal e recordação". Outro estudo diz que a leitura exercita a memória, o que é fundamental para a lembrança de curto prazo dos eventos cotidianos. Muitas pesquisas ainda precisam ser feitas para verificar a extensão desse bônus trazido pelos livros, mas o que temos até agora me basta para ficar feliz de dedicar algum tempo diário ao *Livro do Boni*, a autobiografia do José Bonifácio de Oliveira Sobrinho, minha companhia atual.

A importância da leitura para a longevidade saudável foi o tema do painel "Investir na leitura é preparar-se para uma vida mais feliz", de que participei na segunda Jornada da Leitura 6.0, organizada pelo Observatório do Livro, uma instituição do terceiro setor que realiza projetos, estudos, pesquisas e atividades de formação na área do livro, leitura, literatura e bibliotecas. Eu estava em excelente companhia: com as escritoras Ana Luiza Novis e Januária Cristina Alves, além da jornalista Paula Aguirrezábal na mediação. "Ler aciona a criatividade", disse Ana Luiza, que também é psicóloga clínica e terapeuta de família. Ela disse que costuma usar até mesmo a literatura infantil (expressão que ela não gosta, prefere apenas literatura) com seus clientes. Ela faz um alerta: "Precisamos valorizar as boas histórias e a importância de uma boa conversa com quem tem experiência".

A prática de Ana Luiza no consultório confirma o que as pesquisas mostram: melhoria na memória é apenas um dos benefícios da leitura. Outro é a habilidade de tomar decisão. Um estudo entre americanos de 25 a 74 anos descobriu que, independentemente da idade, as pessoas que declararam ler com frequência se saíram melhor em testes de inteligência fluida (tida como a capacidade de resolver problemas de forma imediata) do que seus colegas que não têm esse hábito. Para finalizar, mais um motivo para investir num livro: a leitura reduz o estresse e a ansiedade, o que leva a uma melhor qualidade de vida. O Mindlab International, da Universidade de Sussex, na Inglaterra, descobriu que os participantes de uma pesquisa precisaram de apenas seis minutos de leitura para diminuir a frequência cardíaca e reduzir a tensão muscular. Em outras palavras: em vez de ligar a TV, considere abrir um livro.

Aperto de mão prevê a longevidade

Você já deve ter ouvido falar que um aperto de mão fraco passa uma mensagem negativa sobre a pessoa. Insegurança e baixa autoestima são alguns termos atribuídos a quem, aparentemente, quer se livrar o mais rapidamente possível do contato indesejado. Agora, pesquisadores da faculdade de medicina da University of Michigan, nos Estados Unidos, descobriram um outro problema com o aperto de mão fraco: a fraqueza muscular indicaria uma idade biológica, que se refere à saúde geral e ao grau de envelhecimento do corpo, mais acelerada que o normal. Pessoas com o cumprimento frágil, o que indicaria fraqueza muscular, teriam propensão a uma vida mais curta.

Cada um de nós envelhece de um jeito. Duas pessoas que nasceram na mesma data vão apresentar uma idade biológica diferente devido à predisposição a determinadas doenças e às escolhas de estilo de vida — fumar, beber, fazer ou não exercícios. Agora, pela primeira vez, a idade biológica avançada também foi associada à fraqueza muscular medida pela força de preensão, aquela detectada pelo dinamômetro (dependendo da sua idade, o médico da renovação da CNH já pediu para você apertá-lo por cinco segundos, uma mão de cada vez). De acordo com artigo científico publicado no *The Journal of Cachexia, Sarcopenia and Muscle*, quanto mais fraca for sua força de preensão, maior será sua idade biológica. Participaram do estudo 1.274 homens e mulheres durante dez anos — e, nesse aspecto, não foram encontradas diferenças entre os sexos.

"Sabíamos que a força muscular é um preditor de longevidade e que a fraqueza é um poderoso indicador de doença e mortalidade, mas, pela primeira vez, encontramos fortes evidências de uma ligação biológica entre a fraqueza muscular e a aceleração real no metabolismo biológico", disse o professor Mark Peterson, principal autor do estudo. "Isso sugere que, se você mantiver sua força muscular ao longo da vida, poderá se proteger contra muitas doenças relacionadas à idade." Ela seria o "novo cigarro" como um importante preditor de doenças e mortalidade.

Os pesquisadores dizem que mais estudos são necessárias para aprofundar a relação entre envelhecimento e a força de um aperto de mãos, mas já fazem uma importante recomendação a médicos de todas as especialidades: comecem a usar a força de preensão em suas consultas. Por enquanto, nos Estados Unidos, apenas os geriatras já aderiram. "A triagem usando a força de preensão permitiria projetar intervenções para retardar ou prevenir o início ou a progressão desses eventos adversos de saúde relacionados à idade, disse Peterson. Da minha parte, compartilho aqui o diagnóstico do médico com quem fiz minha última renovação de CNH, o primeiro que me pediu para usar o dinamômetro: "Você tem força para dirigir caminhão". UFA! Se depender do aperto de mão, vou viver ainda uns bons anos.

Viva o hidratante do dia a dia

Por essa o meu marido não esperava: usar hidratante pode me garantir uma vida mais saudável por mais tempo. Como a maioria das mulheres, sou uma contumaz usuária de "cremildos", como Geraldo se refere, brincando, aos cremes que uso para deixar a pele mais macia. A pele representa 16% do peso de uma pessoa comum e é a maior superfície do corpo em contato direto com o mundo exterior. É a primeira camada de defesa do sistema imunológico — e, infelizmente, perde muito do seu poder conforme envelhecemos. O que a dermatologista e epidemiologista americana Katrina Abuabara descobriu é que hidratantes comuns, vendidos nas farmácias e supermercados, podem ajudar a restaurar a função protetora da pele, reduzindo inflamações.

Katrina, que tem mestrado em sociologia por Stanford e diploma em medicina por Harvard, explica que, à medida que envelhecemos, a nossa barreira cutânea diminui naturalmente. Com isso, ficamos expostos a mais coisas que estimulam nosso sistema imunológico cronicamente. Em outras palavras, aquela defesa que foi projetada para funcionar no curto prazo começa a funcionar sem parar. O resultado são inflamações crônicas que podem causar doenças. Isso a levou à seguinte hipótese: se restaurarmos a barreira da pele, melhoramos a proteção cutânea e, assim, reduzimos as inflamações crônicas, que são uma importante causa de doenças e outros problemas de saúde à medida que envelhecemos. "Esse tratamento simples e barato pode melhorar a expectativa de vida saudável", diz Katrina.

A pesquisadora americana foi uma das ganhadoras da primeira fase do prêmio Healthy Longevity Catalyst, promovido pela US National Academy of Medicine (NAM), uma instituição privada sem fins lucrativos, com sede em Washington, Estados Unidos. Até 2022, cerca de 450 prêmios de 50.000 mil dólares serão distribuídos a pesquisadores de todo o mundo que apresentem ideias inovadoras com potencial de promover uma longevidade saudável. Patrocinado pela Johnson & Johnson Innovation LLC, o prêmio dado a Katrina é parte de uma iniciativa maior da NAM chamada Competição Global pela Longevidade Saudável, que terminará em 2025 com a entrega de grande prêmio de até 5 milhões de dólares a um ou mais autores de projetos realmente revolucionários.

As áreas de interesse do prêmio promovido pela NAM vão de biologia do envelhecimento a planejamento urbano, casas inteligentes, tecnologia e saúde. Há muita pesquisa a ser feita para melhorarmos a qualidade de vida das pessoas mais velhas, mas é estimulante ver estudos como o de Katrina Abuabara e de outros que já ganharam o Catalyst. Eles nos dão esperança de que aquela ideia futurista de que podemos viver 100 anos ou mais sem doenças pode virar uma realidade. Da minha parte, peço licença para dar um pulinho na farmácia da esquina para abastecer o estoque de "cremildos". Fui.

Quem vai cuidar de nós?

Eu tenho uma vizinha de 60 e poucos anos cujos pais estão com mais de 90, em diferentes graus de demência. Como é filha única, cabe a ela sozinha todos os cuidados cotidianos para garantir casa, comida e roupa lavada. E também os cuidados extras: quando um deles precisa de hospital, ela se desdobra para estar lá e cá, mantendo a assistência aos dois. Cuidar dos pais se tornou sua função 24 horas por dia, sete dias por semana. Observando sua situação, me lembrei do livro *Quem Vai Cuidar dos Nossos Pais?* (editora Record), escrito pela jornalista paranaense Marleth Silva, minha amiga de longa data, que mora em Curitiba. Sua mãe teve Alzheimer e as entrevistas com especialistas, cuidadores e filhos de idosos a ajudaram a entender como as outras pessoas lidavam com situações semelhantes às suas.

O livro apresenta depoimentos, conselhos e discute temas polêmicos, como a mudança para casas de repouso e as fissuras familiares que surgem quando uns assumem mais responsabilidades do que os outros. Desde que foi lançado, em 2006, venho recomendando sua leitura a amigos que passam pela mesma situação, pois o tema parece cada vez mais atual. "Muitos brasileiros estão enfrentando sozinhos as dificuldades trazidas pela velhice dos pais. Este isolamento tem um preço alto: por desconhecerem a realidade comum a todos os cuidadores, sofrem por coisas que não deveriam fazê-los sofrer. É um mundo de dor solitária e desnecessária", escreve Marleth.

Outro dia, no podcast *Mulheres de 50*, eu e minhas irmãs entrevistamos a Marleth com um enfoque novo em relação ao livro: quem vai cuidar de nós? Sim, nós que hoje estamos na faixa dos 50, que queremos viver mais 50, somos saudáveis e independentes agora, mas um dia vamos precisar de alguém que olhe pelo nosso bem-estar. Eu, pessoalmente, me preocupo com o assunto. Como não tenho filhos, quem vai cuidar de mim, da mesma forma que minha vizinha faz tão zelosamente com os pais? O que será de mim quando eu perder minha autonomia de pensamento e/ou movimento? Na entrevista, Marleth lembra que é preciso planejamento e chamou a atenção para coisas que eu nunca havia pensado. Recomendou, por exemplo, que tenhamos uma conversa franca com nosso(a) cuidador(a) sobre nossa facilidade (ou dificuldade) de aceitar que outra pessoa mexa no nosso corpo.

Para Marleth, a melhor hora para pensar no assunto é agora, quando ainda estamos saudáveis e ainda podemos fazer mudanças que ajudem lá na frente. Uma pergunta que ela recomenda: vou ter condições de viver sozinha? A questão financeira é das mais relevantes porque cuidadores, medicamentos e casas de repouso custam caro. Durante a entrevista, minha irmã caçula, a Sandra, 48 anos, que também não tem filhos, apresentou seu sonho para a velhice: morar num condomínio com amigos, pessoas queridas, construído com toda a acessibilidade que vamos precisar. E contratar, claro, cuidadores. Eu gostei da ideia e a Marleth lembra que a vida será melhor se estivermos cercados por uma rede afetiva. Espero que a Sandra me aceite no seu condomínio.

Brasil tem primeira geração
de idosos com dentes | Parte 1

No poema *O Sorriso*, Mario Quintana escreveu: "Nada custa, mas acrescenta muito. Enriquece os recebedores sem empobrecer os doadores. Dura apenas um segundo, mas muitas vezes a memória o guarda para sempre". Morto em 1994, aos 87 anos, Quintana era considerado o poeta das coisas simples. O sorriso é uma dessas coisas simples da vida, que fazemos automaticamente por prazer, alegria, para demonstrar simpatia. Para o dentista e professor Eurípedes Vedovato, 64 anos, que já ministrou cerca de 400 cursos no Brasil e no exterior sobre implantes e novos materiais estéticos, o sorriso é também uma marca individual que, ao revelar dentes sadios, diz muito sobre a saúde da pessoa. E veja só a constatação: o Brasil está experimentando a primeira geração de idosos capazes de sorrir com todos os dentes na boca.

Os créditos para essa conquista podem ser dados à evolução da odontologia e à Lei Federal 6.050, de 24 de maio de 1974, que criou a obrigatoriedade de as companhias de saneamento adicionarem flúor à água. No estado de São Paulo, a fluoretação só entrou em vigor nos anos 1980 graças à pressão da Associação Paulista dos Cirurgiões Dentistas. Segundo Vedovato, essa medida simples, que ele acompanhou pessoalmente ser implantada pelo interior do estado, reduz em 60% as cáries. Sem cáries, os brasileiros pararam de perder os dentes. E, assim, conseguem preservá-los ao longo da vida se tiverem os cuidados necessários de limpeza, dieta e visitas regulares ao dentista. "As crianças que nasceram há 40 anos em cidades com flúor não perderam os dentes", diz ele. Para funcionar, basta que os dentes entrem em contato com a água fluoretada, seja na escovação, seja no banho.

Infelizmente, nem todo o país segue a lei de 1974. Norte e Nordeste ainda resistem à fluoretação — o que contribui para que o

Brasil ainda tenha 20 milhões de desdentados. São pessoas que, além da falta do sorriso, também sofrem com a deficiência na alimentação, com impactos para a saúde e, portanto, para a longevidade. "É pela boca que começa a digestão. De lá o alimento é enviado para o estômago, que o prepara para que o intestino absorva suas vitaminas. Quem não mastiga bem joga o alimento de qualquer jeito no estômago, que joga de qualquer jeito no intestino; não absorve o que comeu, joga fora rápido, não vai ter boa saúde", diz Vedovato. "O intestino é o grande cérebro para a gente viver bem."

É difícil dizer quanto a qualidade dos dentes impacta na expectativa de vida das pessoas. Certamente influencia na vida social dos mais velhos. "Eu recebo filhos aqui que reclamam que os pais não querem mais ir comer pizza com a família. Quando faço o atendimento, vejo que é porque a dentadura não está funcionando bem, mas eles ficam com vergonha de falar. Se consertar os dentes, os velhos voltam para o convívio social", diz. Cerca de 80% dos pacientes da clínica de Vedovato, em São Paulo, são mulheres. "As que têm dinheiro, se cuidam e querem ter dentes brancos, porque são um sinal de saúde; as que dependem diretamente dos filhos, só aparecem na emergência." A perda de autonomia é uma grande preocupação de Vedovato. "Vejo muita gente que chega ao fim da vida, fez um baita de um patrimônio, tem família, mas não tem autonomia para decidir o que fazer — nem para ir ao dentista." Na próxima coluna veremos como a odontologia pode ajudar na qualidade de vida dos idosos.

Brasil tem primeira geração de idosos com dentes | Parte 2

As salas de atendimento da clínica do dentista Eurípedes Vedovato, em São Paulo, têm uma curiosidade: grandes retalhos nas paredes deixam à mostra o corredor lateral da casa. Enquanto passa pelo tratamento, o paciente se distrai vendo os beija-flores que vão aos bebedouros pendurados no meio das plantas e flores. A visita regular ao dentista, com certeza, se torna mais amena. Vedovato é um humanista, está sempre preocupado com o conforto do paciente, em lhe causar o menor sofrimento possível. É também um entusiasta dos avanços da odontologia. "A odontologia hoje tem solução para tudo", me diz numa entrevista por vídeo. Fato é que a profissão que cuida da saúde bucal das pessoas também merece créditos — junto com a medicina — por estarmos vivendo mais tempo e com mais qualidade de vida.

Duas descobertas mudaram a odontologia — e nenhuma foi feita por dentista. A primeira, e mais famosa, é o implante dentário. Quem primeiro percebeu que o osso humano não rejeitava o titânio como corpo estranho foi o médico sueco Per-Ingvar Bränemark, em 1956. Bränemark, morto em 2014, andou pelo Brasil e fez amizade com Vedovato. Atualmente, o país tem cerca de 40 empresas certificadas pela Anvisa para produzir a peça que, inserida na mandíbula, vira suporte definitivo para novos dentes. A outra descoberta é a odontologia adesiva. Digamos que a pessoa quebrou o dente num acidente. Antes, para consertar, era preciso desgastar esse dente para inserir o material. Agora, basta colar por cima.

Graças a essas descobertas e a várias outras, só envelhece sem dentes quem carece de uma das quatro coisas enumeradas por Vedovato: não tem informação, não tem saúde, não tem dinheiro ou não tem quem lhe traga ao dentista. Dos três, a mais difícil de ser solucionada é a última. "Não basta ter dinheiro, precisa ter quem se interessa pela pessoa", diz. A presença de acompanhante é obrigatória para a cirurgia do implante, que é invasiva e exige anestesia. Para que, lá na frente, as pessoas dependam o mínimo possível das visitas ao consultório, a odontologia já olha a expectativa de vida do paciente para entender qual o melhor tratamento dependendo da idade dele hoje. "Eu tenho que pensar que o paciente de 50 anos precisa chegar aos 80 sem necessidade de ir ao dentista, com uma dentição fácil de limpar e que ele consiga mastigar", diz. O pensamento de Vedovato é que nessa idade o paciente pode não ter dinheiro e não ter saúde; ou pode ter isso e não ter quem o leve.

Nós, os pacientes, também precisamos contribuir para chegar ao futuro indo o mínimo indispensável ao dentista. No que diz respeito à saúde bucal, Vedovato é taxativo: higiene (comeu, tem que limpar com escova e fio dental) e dieta ("tira o açúcar da tua vida"). Ele sabe que eliminar totalmente o açúcar é difícil, por isso abre uma concessão: deixe para comer doce naquelas refeições em que você escova os dentes depois; evite-o nos intervalos, no lanchinho. E fuja de tudo que termina em "inha" — coxinha, empadinha, bolachinha — e "dos saquinhos que fazem *pluff*". E Vedovato dá o argumento definitivo: nossa boca tem centenas de bactérias vivendo em harmonia, uma harmonia que é quebrada quando um resto de comida é esquecido entre os dentes. Dessa desordem podem surgir as cáries ou as doenças periodontais. "Inflamação na boca é porta aberta para doenças no restante do organismo", diz.

É mito que dormimos menos com a idade

Eu sempre precisei de uma boa noite de sono para estar bem no dia seguinte. Nunca fui uma pessoa notívaga, que consegue virar madrugadas e ir trabalhar de manhã como se nada tivesse acontecido. Até hoje, necessito dormir de sete a oito horas, que é a média global — no Brasil, precisamente sete horas e 40 minutos, dizem as pesquisas. Menos que seis horas seria uma quantidade insuficiente e mais do que dez pode indicar falta de qualidade no sono. Uma coisa que eu não sabia é que nossa relação com o sono não deveria mudar conforme envelhecemos. Quem garante é a otorrinolaringologista curitibana Adriane Zonato, 53 anos, especialista em sono, com doutorado pela Universidade de São Paulo (USP). Segundo ela, é um mito achar que precisaremos de menos sono conforme a idade avança.

Adriane é autora do livro *Sono e Saúde*, lançado há alguns anos pela AB Editora, e diz que esse mito nasceu com nossos avós. Quando eles se aposentavam, reduziam as atividades diárias e, além de se cansarem menos, acabavam tirando pequenos cochilos durante o dia. "Eles dormem menos à noite, mas se somar, vai dar quase a mesma coisa", diz ela. Em quantidade, o mistério está decifrado. O problema, segundo a especialista, é a qualidade do sono, que tende a piorar muito. Ele se torna superficial e fragmentado. O motivo principal são as dores no corpo, que causam desconforto: um dia é a lombar, no outro é a perna, no terceiro a coluna. Vai ficando cada vez mais difícil cair nos braços de Morfeu várias horas seguidas. Claro, também tem o xixi de madrugada.

Isso é um drama porque sabemos que o sono é fundamental para nossa saúde física e mental. Os efeitos de longo prazo de noites maldormidas podem incluir diabetes, depressão e derrame cerebral. Portanto, além de piorar a qualidade de vida, afeta também nossa longevidade. Uma coisa importante, lembra Adriane, é que nosso cérebro se mantém em vigília enquanto dormimos. Afinal, se o cérebro desligar totalmente, quem vai cuidar da nossa respiração? Depois que adormecemos, nosso sono passa por quatro estágios: três de não REM (sigla em inglês para *rapid eye movement*, ou movimento rápido dos olhos) e a REM. Essas fases se repetem cinco ou seis vezes durante a noite. Os especialistas acreditam que o sono REM seja responsável por manter nossas funções cognitivas, como memória, criatividade e capacidade de aprender. Também ajudaria a nos proporcionar bem-estar. Sem ele, entramos em confusão, tensão, raiva, fadiga e irritabilidade.

Há distúrbios que precisam ser tratados pela medicina do sono, como apneia e insônia, mas a médica paranaense lembra que, para a maioria dos casos, a solução depende de cada um de nós. Comer pouco à noite e o mais cedo possível, evitar consumo de álcool — sempre um grande indutor do ronco —, manter o quarto escuro e ter um horário regular de deitar e levantar são as recomendações básicas. Não consegue dormir? "Depois de uns quarenta minutos, o ideal é sair do quarto, colocar uma música calma ou apenas ouvir a televisão", diz Adriane. Documentários e notícias funcionam bem. Jamais Daniel Craig no último *James Bond* ou Tom Cruise em *Missão Impossível*. Esses são, preferencialmente, para o cinema e de olhos bem abertos.

Quando procurar o geriatra?

R oberto Júnior Monteiro, 58 anos, amigo-irmão que conheço desde os bancos do curso de jornalismo na Universidade Federal do Paraná (UFPR), me surpreendeu outro dia ao dizer que fez sua primeira consulta ao geriatra antes dos 40. Roberto, que mora em Curitiba, sempre se cuidou; há décadas virou vegetariano, medita e se exercita regularmente. Está tão bem que um amigo em comum, ao ver uma foto sua na timeline de uma rede social, escreveu: "Finalmente apareceu o grisalho nesse guri criado no formol". Aquela revelação sobre o geriatra me deixou encucada. Estaria eu atrasada na visita a esse especialista do envelhecimento humano? Será que estou quase chegando aos 60 sem a assistência adequada? Levei as minhas dúvidas a um jovem geriatra, Natan Chehter, 31 anos, formado pela Faculdade de Medicina da USP, que atua em vários hospitais de São Paulo, incluindo Beneficência Portuguesa e Oswaldo Cruz.

Chehter me conta que há duas situações que podem nos levar ao geriatra. A primeira e, claro, a mais indicada, é fazer como o Roberto, por prevenção. Nesse caso, quanto mais cedo melhor, afinal "a gente começa a envelhecer a partir dos 30, quando nosso corpo dá início à perda de massa óssea e massa muscular", diz o médico. Prevenir o quê? Especialmente as muitas formas de demência (já escrevi sobre uma delas, o Alzheimer, neste livro). Chehter me conta que um em cada cinco casos de demência poderia ser evitado se fizéssemos o básico da medicina preventiva: evitar os fatores de risco, como tabaco, álcool, obesidade, diabetes e problemas cardiovasculares. Todos eles são potencialmente maléficos para nossa cognição e funcionamento do organismo. "É feijão com arroz, ladainha que todos ouvem desde cedo, mas que não dão a devida importância." Outra forma de prevenir as demências é detectar precocemente a perda de audição. Só isso eliminaria cerca de 8% dos casos (os dados são do artigo *Risk Factor for Dementia*, publicado pela revista científica *The Lancet*).

A segunda situação para ir ao geriatra é quando a pessoa começa a sentir perdas cognitivas e funcionais por causa da idade. Pode começar com problemas de atenção, de memória e confusão com datas e fatos. Precisa observar se isso não evolui, por exemplo, para esquecer a panela no fogo ou perder-se na rua. "O diagnóstico precoce é mais difícil, deve ser minucioso, mas é o recomendado para podermos retardar o avanço da demência." Quando instalada, a demência é progressiva, degenerativa, não tem cura e é terminal — o paciente vai morrer em decorrência de alguma complicação dela. Conforme o tempo passa, começa a afetar mais a funcionalidade (possibilidade de a pessoa fazer suas coisas de forma independente) e a autonomia (capacidade de tomar suas decisões). Em geral, o geriatra vai trabalhar com outros especialistas, como fisioterapeuta, fonoaudiólogo, psicólogo e terapeuta ocupacional. "A geriatria é holística porque o idoso tem uma complexidade maior", diz Chehter.

Aos 56, eu já perdi a oportunidade de atuar precocemente. O lado bom é que ainda não estou deixando o pão queimar no forno e, embora nunca tenha sido boa de localização e direção, sei o caminho de casa. Ah! E ainda consigo fazer conta de cabeça. Mas, como diz o doutor Chehter, o envelhecimento é um fator de risco para as demências. Antes, uma pessoa que vivia até os 60 nunca saberia se teria Alzheimer; hoje, se ela viver 80, 90 ou 100 anos, vai dar a chance de algumas doenças se manifestarem. É o preço que pagamos por ficar mais tempo por aqui. Acho que é bem justo.

Breve ensaio sobre a cegueira

Eu li outro dia que envelhecimento é sinônimo de perdas: dos amigos e parentes, da autonomia, da audição e da visão, entre outras. Entendo que é uma posição pessimista da idade, mas também acho que não podemos ter uma atitude de Poliana, achar que é tudo lindo, maravilhoso. A longevidade cobra um preço. Por isso, hoje, quero tratar de uma dessas perdas: a capacidade de enxergar direito. A cada visita anual à minha oftalmologista, saio com uma receita que adiciona graus às lentes dos meus óculos. Na última consulta, perguntei a ela se a perda de visão vai estacionar em algum momento. Smantje Schwabe, 43 anos, formada pela Faculdade de Medicina de Marília, mantida pelo governo do estado de São Paulo, respondeu que não, que a perda da sensibilidade visual só será interrompida por meio de cirurgia de catarata.

Há pelo menos quatro doenças que podem prejudicar a nossa visão ou até mesmo levar à cegueira como consequência da idade: glaucoma, catarata, degeneração macular relacionada à idade (DMRI) e presbiopia (vista cansada). A novidade é que o Conselho Federal de Medicina (CFM) soltou um parecer em fevereiro de 2022 que reduz de 60 para 55 anos a idade mínima para as cirurgias corretivas com fins refrativos em pacientes portadores de presbiopia, hipermetropia moderada ou alta e em olhos míopes sem rupturas periféricas não tratadas. O CFM seguiu recomendação da Sociedade Brasileira de Catarata e Implantes Intraoculares e do Conselho Brasileiro de Oftalmologia (CBO).

A cirurgia intraocular consiste em trocar o cristalino desgastado por um novo, artificial. A nova lente inserida no olho pode ser multifocal e, se tudo der certo, seguirá com a pessoa para o resto da sua vida. O parecer do CFM diz que o procedimento deve ser incluído na prática médica brasileira, mas não deve ser adotado naqueles mutirões de cirurgia de catarata, "cuja finalidade é combater a cegueira em pacientes com acuidade visual reduzida, causada pela opacificação do cristalino". "Muitos pacientes voltam a ter uma visão perfeita", diz Smantje sobre a cirurgia. Por enquanto, a médica é cautelosa quanto à antecipação da cirurgia e tem recomendado a seus pacientes — inclusive a mim — manter os óculos e/ou lentes de contato até a chegada dos 60.

Das doenças oftalmológicas que surgem com a idade, uma das mais chatas é a degeneração macular relacionada à idade, nome técnico dado a uma doença que ocorre na parte central da retina (mácula), área do olho responsável pela formação da imagem, e que leva à perda progressiva da visão central. O doente começa a ver uma mancha preta e distorções na parte central que o impedem de ver com nitidez os detalhes mais importantes da imagem. Já a presbiopia, que chega depois dos 40, é a famosa vista cansada, que nos impede de enxergar de perto. Mais graves são a catarata (comprometimento do cristalino) e o glaucoma (que acomete o nervo óptico), que podem levar à cegueira. "Não é fácil envelhecer. Eu atendo idosos todos os dias e não canso de me questionar: qual o preço a se pagar pela longevidade?", pergunta Smantje. Espero viver o suficiente para, um dia, saber a resposta.

Precisamos falar da menopausa

Menopausa não é uma doença, mas uma fase normal da vida das mulheres. De uma forma ou de outra, todas as que chegam à faixa dos 50 anos vão passar por ela, com mais ou menos intensidade nos sintomas incômodos. É fato que ondas de calor, fadiga, alterações de humor e confusão mental não afetam apenas a vida pessoal, mas também as carreiras das mulheres. Nove em cada dez dizem que a menopausa teve impacto negativo no trabalho, nos relacionamentos e na saúde mental. A pesquisa, feita na Inglaterra com 1.132 mulheres pelo site *The Menopause Doctor*, também descobriu que três em cada dez entrevistadas consideraram largar completamente o emprego por não conseguirem administrar os sintomas no trabalho.

É um problema sério, enfrentado pelas mulheres no seu pico profissional — na média, a menopausa acontece aos 51 anos —, mas que até hoje é um assunto jogado para debaixo do tapete dos escritórios. Adota-se a postura de não falar sobre menopausa — como se, ao não reconhecer os sintomas nem levá-los a sério, eles deixassem de existir. E isso não ocorre apenas no Brasil. As mulheres "não se sentem confortáveis em discutir os sintomas", escrevem os autores do relatório *Menopause and the Workplace*, e acabam se prejudicando ou tomando decisões precipitadas. Como me disse recentemente uma amiga, que é uma mulher competente com uma carreira de sucesso, quando estava chegando perto dos 50 as coisas começaram a desandar no trabalho, com queda de performance e de satisfação. Como não se atentou que estava entrando na menopausa e, portanto, deixou de se tratar, começou a duvidar da própria capacidade de entrega. Sua situação se complicou tanto que ela acabou deixando o emprego.

Para complicar ainda mais, há grande desinformação sobre a reposição hormonal e médicos que resistem em indicar o tratamento. A endocrinologista Dolores Pardini, chefe do Ambulatório de Climatério e Menopausa da Disciplina de Endocrinologia da UNIFESP, quando entrevistada no podcast *Mulheres de 50*, não deixou dúvidas: os hormônios devem ser administrados em todas as mulheres que não têm contraindicação. E não é apenas para aplacar os insuportáveis calorões, mas para prevenir outras consequências da idade, como a perda óssea, que leva à osteoporose. É, como eu comprovei por experiência própria, uma questão de saúde e de qualidade de vida. Quando ainda não estava medicada, eu vivia cansada porque não dormia, meu marido sofreu horrores com o mau humor sem fim e, no trabalho, sentia vergonha das reuniões em que o suor gotejava pelo rosto. Tudo mudou com um pequeno comprimido administrado antes de dormir.

Nas empresas, há sinais ainda tênues de que o tema pode deixar de ser tabu. A gigante britânica Diageo, dona de marcas como Johnnie Walker, Buchanan's e Smirnoff, informou em junho de 2022 que estava colocando à disposição de seus funcionários em 180 países o aplicativo Balance+, desenvolvido pela médica Louise Newson, especialista em menopausa. O app reúne conteúdo científico para ajudar as funcionárias a cuidar de sua saúde mental, física e sexual, além da nutrição, sono, cabelo e pele. Ao mesmo tempo, a Diageo treinou um grupo de 40 homens e mulheres de vários países para levar conhecimento às equipes locais e aumentar sua conscientização. Como disse Caroline Rhodes, diretora de Inclusão e Diversidade Global da Diageo, o aplicativo "equipará os funcionários com aconselhamento médico, suporte e diagnóstico de ponta, enquanto nos ajuda a criar um ambiente mais inclusivo e solidário para nosso pessoal". A Diageo Brasil informou que Balance+ já está disponível para as funcionárias brasileiras — que bom que aqui a palavra também está deixando de ser tabu.

Querido, eu estou encolhendo!

Há alguns dias, eu estava entrevistando o infectologista David Uip, 69 anos, para a série de entrevistas Profissionais 50+ (publicadas na *Época Negócios* ao longo de 2022), quando ele me surpreendeu ao informar que já perdeu 3 centímetros de sua altura. Eu já tinha lido que nós encolhemos conforme a idade avança, mas nunca tinha ouvido alguém declarar isso como fato consumado. A voz do famoso médico — "eu já perdi 3 centímetros" — ficou martelando na minha cabeça, num crescente temor de que, no meu próximo exame de densitometria óssea, a especialista responsável vai me rebaixar dos atuais 1,60 metro aos quais venho me apegando há tanto tempo. Veja bem: eu já estou abaixo da média de altura das mulheres brasileiras (1,61 metro) e a ideia de diminuir não me agrada.

Fui pesquisar o assunto e a notícia não é boa: vai ser um milagre não perder altura com a idade. Na média, as mulheres vão chegar aos 70 anos 5 centímetros menores. Os homens, 3,8 centímetros. Isso acontece devido às muitas mudanças pelas quais nosso corpo passa ao longo da vida. Na verdade, é uma sucessão de más notícias: perda de massa óssea, perda de massa muscular, achatamento dos discos que ficam entre as vértebras e postura ruim. E até a condição social pode influenciar: estudo realizado nos Estados Unidos e na China com 18.000 homens e mulheres com mais de 45 detectou que os participantes com menor escolaridade e menor renda perderam mais altura que os demais.

No fim das contas, todos nós vamos encolher mais ou menos, dependendo da genética, do estilo de vida e das condições sociais. No entanto, há pelo menos dois fatores de risco que precisamos observar com mais atenção — e eu já me conformei que faço parte de ambos. O primeiro é passar muito tempo sentado. Alguém já disse que sentar é uma das coisas mais danosas que podemos fazer para o nosso corpo. Um estudo mostrou que trabalhadores como eu, que ganham a vida atrás de uma mesa, chegam ao fim do dia com uma diminuição significativa na altura, além de dores na parte superior das costas e pescoço — as mesmas que estou sentindo neste momento. O segundo fator de risco, do qual também não consigo fugir, tem a ver com o fato de ter nascido entre os humanos do sexo feminino. Os riscos aumentam após a menopausa (a queda no estrogênio aumenta o risco de osteoporose), nas mulheres de baixa estatura, de raça branca, com histórico de osteoporose familiar.

Para todos que se preocupam com isso, finalizo com uma boa e uma má notícia. Primeiro, a má: perdeu estatura, perdeu, não tem volta, precisa se conformar. Agora, a boa notícia: é possível evitar perda futura de densidade mineral óssea e o encolhimento da coluna com exercícios físicos, boa alimentação (vegetais, frutas, grãos integrais e gorduras boas, encontradas em peixes), e ainda limitar o álcool, excluir o cigarro, cuidar da postura, se movimentar mais e, claro, fazer o exame anual de densitometria óssea, além de consultar o médico. Eu não gosto da ideia de perder altura, mas já aproveitei o almoço — carne branca, salada, legumes, arroz e feijão — para avisar ao meu marido: eu vou encolher, mas não vou sumir.